みんなが知りたい

脳と心のつながり

よりよい人生にするための
行動科学入門

坂本 敏郎・上北 朋子 著

ナカニシヤ出版

はじめに

　私は心理学者ですが、脳を対象に研究を行っていますので、脳科学者とも言えます。心について興味があり、心のはたらきを脳との関係で説明したいと思いながら研究をしています。私が大学で心理学を学び始めた頃、"心理学は行動の科学である"と教えられて、大きな衝撃を受けました。心理学専攻とは臨床心理学を学ぶところだと思っていたからです。私にとって、"科学"という響きは新鮮でした。その後、書籍を読むなかで脳研究にも惹かれるようになりました。そして、脳がどのように心や行動を制御するのかを明らかにする研究をしたい、と思うようになったのです。

　ゼミで初めて論文の読み合わせをしたときも、自分で装置を作って実験をしたときも、大変だったことより"わくわく感"が勝りました。30年以上たった今も、その気持ちは変わりません。長い間、研究を続けてきましたが、もっと知りたいという果てしない思いはつきません。脳と心のつながりを明らかにすることに、答えや頂上はないのでしょう。

　本書では、「脳」「心」「行動」の関係について、興味深いエビデンスを紹介しながら、著者の考えも加えてわかりやすく解説しました。この本は、これから心理学や脳科学を学びたいという高校生から大学生、これらの領域に興味のある一般の方々といった幅広い層を対象としています。心理学や脳科学をおもしろいと思ってもらえること、日常生活にも役立つこと、生きることが少しでも楽しくなること、を意識して執筆しました。

　行動を継続すると脳が変化し、心も変化するという、行動を起点とした脳や心の変化を概観することが本書のメインテーマです。脳は可塑的な性質、つまり柔軟性と安定性を兼ね備えた性質をもっています。子どもの脳は胎児の頃から少しずつ変化して大人の脳になりますが、大人になってからも行動を積み重ねることで、脳は変化します。心がはたらいて行動が生じるように思いますが、行動によって脳や心は変化します。心が先か、脳が先か、潜在的な心のはたらきも仮定して考えると、明確な答えは出てきません。

行動することで脳が変化し、心も変化することを主題においた当初の考えは、執筆していくうちにさまざまな方向へ拡がりました。発達・学習・記憶・モチベーション・養育行動・利他行動・ストレス・言語・睡眠・進化について、動物から得られた知見を紹介しながらも、主にヒトの行動や脳のはたらきの知見や考察を紹介しています。

第1章では脳と心の関係について、脳のしくみと潜在的なこころのはたらきに着目しながら見ていきます。第2章では発達期の脳の変化を概観しながら、ネガティブな刺激がもたらす脳や行動への影響を解説します。第3章では行動の継続によって脳が変化する具体例を紹介します。第4章では行動を継続するための方法や心の整え方を考えてみます。第5章では、モチベーションを高めたり低めたりするしくみと潜在的な学習について考察します。第6章では脳と心の機能回復ついて、ストレス刺激への対処法について示します。第7章では睡眠中の脳のはたらき、夢のはたらきについて考察します。第8章では子育てによる親の脳の変化とオキシトシンの作用について見ていきます。第9章では、言語の習得と脳の変化を解説します。第10章では脳と心の進化について、遺伝子のはたらきの視点から解説します。

各章のタイトルは問いの形になっていますが、解答や解決方法が明示されているわけではありませんので、一緒に考えていきましょう。章ごとに内容は完結していますので、おもしろそうな章から読み進めていただいて結構です。脳科学に興味のある方は1章から読み始めるとよいですし、心理学に興味のある方は4章から読み始めてもよいでしょう。

研究を実際に行わなくても、エビデンスを知り、それをもとに考えることはおもしろく、日常生活に役立つ知見や考えも得られます。スポーツや音楽は、自分が上手にできなくても、楽しみながら視聴でき、日常生活の活力となります。サイエンスもそのように身近なところで楽しく語られるものであってほしいと思います。18歳人口の半数が大学で学ぶ時代になり、大人の学び直しも盛んです。この本がみなさんの生活を豊かにする一助となれば幸いです。

2024年冬
坂本敏郎

もくじ

はじめに　*i*

第1章　心はどこにあるのだろうか？——脳と心のつながり　❶

1 心理学と脳科学はどのようにつながるか？ ………………………… 2
- （1） 心について知りたい
- （2） 脳や身体のはたらきに向き合ってみよう
- （3） 心や脳を学ぶことは楽しい！

2 脳はどのように情報を受け取り伝えるか？ ………………………… 6
- （1） 脳には電気信号が流れる
- （2） 電気が流れるのはイオンの作用
- （3） 神経伝達物質がシナプスの隙間を埋める
- （4） 心がはたらくと脳は活動する
- （5） 意思が先か、脳の活動が先か
- （6） 意識にのぼらないけれど知覚している

3 脳の各領域にはどのような役割があるのか？ ……………………12
- （1） 脳は領域で役割が異なる
- （2） 感覚・運動機能を担う大脳皮質
- （3） 認知・学習に関与する海馬
- （4） 前頭前野のトップダウン処理
- （5） 心のたくましさと視床下部

4 脳部位ネットワークはどのようにはたらくのか？ …………………17
- （1） 実行系ネットワークと安静時ネットワーク
- （2） 安静時ネットワークは心の安定に関係するか
- （3） 神経細胞は自発的にふるまう
- （4） 脳と心のはたらきの謎に迫る

第2章　脳はどのようにつくられていくのか？ ——胎児期から思春期までの脳の発達　㉑

1 脳はどのようにできあがっていくのか？ ……………………………22
- （1） 脳は胎内でつくられる
- （2） 神経細胞は胎児期に最大数になる
- （3） 脳の発達プロセス——シナプスの形成・刈り込みと髄鞘化
- （4） 妊娠中の過度のストレスによる影響
- （5） 胎内で何が起こっているのか
- （6） リスクの予防と早めの対処
- （7） 内分泌攪乱物質の影響
- （8） 胎児期の性分化

2 子どもの脳はどのように成長していくのか？──高感受性期の脳の発達 ········ 30

 (1) 出生後、脳は急速に大きくなる   (4) 幼少期の脳の高感受性期（臨界

 (2) 幼少期以降の脳の変化   期）──動物の場合

 (3) 習い事に適した年齢は

3 虐待は脳をどのように変化させるのか？ ·· 36

 (1) 虐待を受けた人の脳画像の研究 (3) 性的虐待による脳の変化

 (2) 体罰による脳の変化   (4) 暴言や夫婦間 DV による脳の変化

4 ゲーム依存者の脳はどのように変化しているのか？ ······························ 39

 (1) ゲーム依存の若者の脳部位の変化 (2) ゲーム依存の若者の脳部位ネットワー

                クの変化

付録資料「脳の主な部位の機能」 ·· 42

| 第3章 | 行動を続けると脳は変化するのか？──行動から脳を育む | **43** |

1 大人の脳も行動の継続によって変化する！──仕事・スポーツ・将棋・楽器演奏 ··· 44

 (1) ロンドンのタクシー運転手   (3) 将棋の棋士

 (2) バスケットボール選手   (4) ピアニスト

2 短期間の行動の継続でも脳は変化するのか？ ······································ 54

 (1) 運動による脳の変化   (3) 将棋による脳の変化

 (2) 瞑想（マインドフルネス）による脳の変化 (4) ゲームによる脳の変化

| 第4章 | 長く続けるためにはどうすればよいか？──継続し達成するための心の整え方 | **61** |

1 無理や我慢をせずに行動を始めよう！ ·· 62

 (1) なぜ行動が継続しないのか   (3) 決めた行動を継続しよう

 (2) まず目標をたてよう

2 どうすれば効果的に学習できるのか？ ·· 73

 (1) 学習方法は自分で見つけるもの (4) 交互練習法──混ぜ合わせて学習する

 (2) 分散学習──コツコツ取り組む (5) より深い学習法──記憶と学習の精緻化

 (3) テスト学習法──覚えたことを書き出す

第5章　やる気はどこからわいてくるのか?――モチベーションと潜在学習　83

1 モチベーションを維持するには? ·· 84

(1) やる気は幻想⁉

(2) "退屈"はモチベーションの原点

(3) "退屈"は薬にも毒にもなる

(4) やる気の種類――2種類の動機づけ

(5) 報酬はやる気を高めるか?――アンダーマイニング効果

(6) ほめることはよいことか

(7) 効果的なほめ方とは

2 気づかないうちに進む学習とは?――潜在学習のメカニズム ·········· 92

(1) "慣れ"や"飽き"はモチベーションを生み出す

(2) 潜在的に進む関係性の学習とは

(3) 潜在学習と認知バイアス

(4) 動物の潜在学習

(5) 運動学習の潜在性

(6) 教科学習の潜在性

(7) 学習成果の潜在性

3 潜在学習が進むと脳活動はどのように変化するのか? ·················· 98

(1) モチベーションの脳内機構

(2) 習熟すると脳は省エネで活動する

(3) 潜在学習はどんなときに進むのか

第6章　疲れた脳や心はどうすれば回復するか?――脳と心のレジリエンス　101

1 脳の機能は取り戻せるか? ··· 102

(1) 脳の機能地図

(2) 指の感覚と脳部位の再編

(3) 盲人の視覚野

(4) 目隠しをしたときの視覚野

(5) 幻肢のしくみ

(6) 脳損傷からの機能回復

(7) サルへのリハビリテーション

2 ストレスで傷ついた心を癒すには? ·· 109

(1) ストレスとは

(2) 大きなストレスで脳は変化する

(3) 日常生活のストレスでも脳は変化する

(4) レジリエンスとは

(5) レジリエンスに関わる脳部位

(6) ストレスに対処する具体的な方法

3 海馬はどのようにトラウマ記憶を消し去るのか? ····················· 116

(1) 海馬で新しく細胞が生まれる

(2) 海馬は宣言記憶に関与する

(3) 海馬を切除したH.M.氏の研究

(4) 新生細胞はどのような役割をもつか

(5) 新生細胞は恐怖記憶を忘却させる

(6) 新生細胞は心を回復させる

vi　もくじ

第7章　眠ることは脳と心にとってよいことか?——睡眠による脳と心の保護　123

1 ヒトはなぜ眠るのか ……………………………………………………… 124

(1) 睡眠とは

(2) 睡眠には2種類ある——レム睡眠とノンレム睡眠

(3) 動物の効率的な睡眠

(4) 睡眠中に脳内が清掃されている

2 睡眠は記憶を強くする! ……………………………………………… 130

(1) 睡眠中に記憶が固定される

(2) 睡眠中に覚醒時の復習をしている

(3) ヒトも睡眠中に復習している!

(4) 大脳皮質はいつ休んでいるのか

(5) レム睡眠も重要!

3 睡眠中の夢は何を表しているのか? ………………………………… 136

(1) 睡眠中の夢と性格

(2) 睡眠中になぜ夢を見るのか

(3) なぜ夢の内容をすぐ忘れるのか

(4) 悪夢への対応

(5) 睡眠不足の弊害（免疫、ホルモン、気分障害）

第8章　絆はどのように形成され、強まるのか?——愛情と信頼のホルモン「オキシトシン」のはたらき　141

1 母と子の絆はどのように深まるのか? ……………………………… 142

(1) 自分の赤ちゃんは特別にかわいい

(2) 子育てによって母親の脳は変化する

(3) 妊娠・出産によって内分泌系は劇的に変化する

(4) 母親になると賢く強くなる

2 父と子の絆はどのように深まるのか? ……………………………… 148

(1) 子育てによって父親の脳も変化する

(2) テストステロンは養育行動を阻害するか

(3) 父親の養育行動とオキシトシン

(4) 種によって多様な父親の子育て行動

3 パートナーとの絆はどのように深まるのか? ……………………… 152

(1) パートナーへの情熱は本能か、理性か

(2) パートナーへの愛情とオキシトシン

(3) 動物のつがい行動とオキシトシン

4 仲間への信頼はどのように深まるのか? …………………………… 155

(1) 信頼ゲームとオキシトシン

(2) オキシトシンの臨床への応用

(3) 動物の援助行動とオキシトシン

| 第9章 | 言語は脳でどのように処理されているのか? | 159 |

1 言語とは何か? 160
- (1) 言語の定義
- (2) 言語の分類

2 言語の習得過程で脳は変化するの? 言語はどこで処理されるの? 164
- (1) 母語の習得と脳の発達
- (2) 3つの言語野
- (3) ブローカ野での言語処理

3 どうしたら外国語を身につけられるのか? 169
- (1) 外国語の習得に臨界期はあるのか
- (2) 言語の臨界期を示す報告
- (3) 言語習得に関する移民研究
- (4) 外国語の習得と脳

4 動物のコミュニケーションから何がわかるのか? 175
- (1) 人間と動物の比較
- (2) 小鳥は発声を学習する
- (3) さえずりに文法があるのか
- (4) 言語の起源に迫ることができるのか

| 第10章 | ヒトの脳はどのように進化してきたのか?──ヒトの進化、遺伝、性 | 181 |

1 ヒトの脳はどうして大きくなったのか? 182
- (1) ヒトの脳は大きい
- (2) なぜヒトの脳は大きくなったのか
- (3) 道具の使用
- (4) 言語の使用
- (5) 言語による協力社会
- (6) 利他行動に関わる脳活動とは
- (7) 心の進化を考える
- (8) 動物の利他行動

2 能力の差はどうして生じるのか?──遺伝か、環境か、努力か 190
- (1) 遺伝子とは
- (2) 遺伝子多型はヒトの個性
- (3) 動物による遺伝子と行動の研究
- (4) 双生児の知能や学力を調べる
- (5) 知能と学業の遺伝要因と環境要因
- (6) 脳の形態の遺伝要因と環境要因

3 動物の性はどのような意味をもつのか? 198
- (1) 母親と父親からの遺伝子のはたらき
- (2) ゲノムインプリンティングとは
- (3) ゲノムインプリンティングの破綻による 遺伝子疾患
- (4) 哺乳類とゲノムインプリンティング機構
- (5) なぜ雄が必要となったのか
- (6) 母親脳のスマートさと父親脳のたくましさ

viii　もくじ

おわりに　*203*
文　献　*205*
索　引　*215*

第1章
心はどこにあるのだろうか?
——脳と心のつながり——

　頭痛薬を飲むと痛みがおさまり、睡眠導入剤を飲むと眠たくなります。これらは、脳にはたらきかけると心の状態が変化するという一例です。一方で、私たちが何か行動をしているときには、心のはたらきに応じて脳の活動が変化します。好きな人に会ってドキドキしているときや、映画を見て感動しているときには、脳の多くの領域が活動しています。

　脳と心のはたらきはどのような関係にあるのでしょうか。心は脳の中にあるのでしょうか、それとも脳以外のところに宿っているのでしょうか。疑問は尽きません。脳・心・行動の関係については、ここ数十年で多くのことが明らかになってきましたが、いまだわからないことが山積しています。1つのことが明らかになると、新しく別のわからないことが出てくるからです。

　この章では、脳のしくみを簡単に説明しながら、まずは、脳と心と行動がどのように関係しているのかという疑問の入り口に立ってみます。

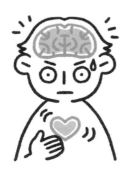

1 心理学と脳科学はどのようにつながるか？

(1) 心について知りたい

　みなさんの**心理学**や**脳科学**への興味はどこから来ているのでしょう。心理学の場合、"自身や他者の心について知りたい"ということが始まりかもしれません。日本では高校までに心理学を学ぶことが少ないですが、私たちは"ものごころ"がついた頃から、自分の心について知らず知らずのうちに向き合っています。おそらく、何かうまくいかないことや困りごとがあるときに、私たちは自身の心と向き合うのではないでしょうか。周りの人とうまくいかないのはなぜだろうか、私は覚えることが苦手なのだろうか、あんなに感情的になったのはなぜだろうか、というように。著者自身も例外ではありません。大学受験時にいろいろな学部を落ち続けて、このまま社会から取り残されてしまうのではないかと悩みました。それが、心理学を学ぼうと思ったときにうまくいきました。不思議なものです。

(2) 脳や身体のはたらきに向き合ってみよう

　うまくいかなくて悩み、自身の心と向き合うようなときには、"自分の脳や身体のはたらき"に目を向けてみるのも、よい方法の１つです。

　自身の心の問題を解決しようとするときに、過去の経験と向き合うのは、なかなか辛い作業です。20年も生きていれば、自分でもよくわからない重い荷物や開けたくない荷物の１つや２つあるものです。それに比べると、自身の脳や身体のしくみと向き合うことは、穏やかに行うことができそうです。重い荷物（自分の過去）と向き合うのではなく、荷物が入っている器（脳や身体）のほうに焦点をずらしてみてはどうでしょう。

　悩んでいる自分は体のどの部分にあるのかと考えてみると、手足やお尻ではなさそうです。顔や頭、あるいは内臓部分から悩みが生じているように感じます。実際、脳や内臓は、心のはたらきと密接に関わっているのです。

1 心理学と脳科学はどのようにつながるか？ 3

　動物は、目や耳などの**感覚器官**から情報を得て、その情報を脳で処理し、思考しながら次の行動を選択します。これらは**神経系**のはたらきです（図1-1A）。また、体内には多くの内分泌器官があり、ホルモンがつくられてそれが血流にのり、さまざまな部位に作用して情報を伝達しています。これらは**内分泌系**のはたらきです（図1-1B）。

　神経系は情報伝達のスピードが速く、感覚・知覚や感情に加えて、理性や知性も担っています。内分泌系は情報伝達のスピードは遅く、動物に共通した本能的行動や、生きるために必要な生物学的基盤を担っています。神経系と内分

図1-1　神経系と内分泌系

(A) 神経系

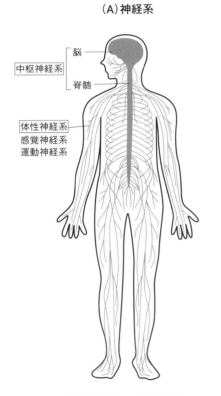

神経細胞が電気信号を伝達する。

(B) 内分泌系

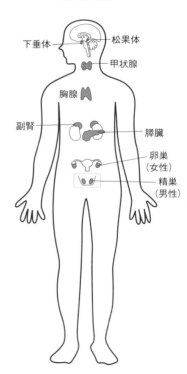

血液によってホルモンが運ばれる。

4　第1章　心はどこにあるのだろうか？

泌系は互いに影響し合いながら、人として知性豊かに生きていくために、そして、動物としてたくましく生きるために、はたらいています。

　自分の心の成り立ちやしくみを、神経系や内分泌系から理解していくことで、自分と他人、動物とヒトとの共通点や相違点が少しずつ見えてきます。**感情、記憶、動機づけといった心のはたらきを、細胞レベル、分子レベル、遺伝子レベルで理解すれば、自身の悩みも客観化でき、少し距離をおいて眺めることができるでしょう。**

（3）心や脳を学ぶことは楽しい！

　神経系や内分泌系の用語として、脳の部位名や化学物質名が出てきますので、慣れないうちは難しく感じるでしょう。しかし、本書は、日常生活に役立つようにトピックを立て、興味をもって読み進められるように工夫しています。日常生活の例から、脳と心と行動の関係を考察していけば、自分自身や身近な人の悩みを解決するために役立たせることもできるでしょう。

　しかし、心のはたらきを還元主義的に物質レベルで説明できたとしても、タマネギの皮をむいているだけで本質にはたどりつかないし、悩みの解決にはならないという批判もあるかもしれません。それはそれでよいのだと思います。なぜなら、学ぶことを続けていると、それ自体が"楽しくなってくる"ことがあるからです。そして、その楽しさは目的や目標を超えていく場合もあります（國分，2023）。

　心理学や脳科学に限らず、学びはその過程でさまざまな"拡がり"を与えてくれます。知識が拡がり、行動の可能性が拡がり、人間関係の幅が拡がることで、悩みの解決や試験・資格のためといったもともとの目的を追うよりも、学びの過程やその周辺にあるものを楽しんだり深く味わったりしている自分に出会えるかもしれません。

　脳は柔軟性と安定性を兼ね備えた**可塑的**な性質をもっています。したがって、環境から受ける刺激や私たち自身の行動によって変化することもあります。行動によって脳が変化すると、心も変化し、さらにめぐって行動が変化していきます（**図1-2**）。おそらく"楽しい"ことをしているときは幸福を感じ、それを**継続すると脳もポジティブに変化していく**ことでしょう。日常生活が楽しいも

の、趣深いものに変化していくかもしれません。「楽しい行動を繰り返すことで、脳がポジティブに変化する」ことは本書のメインテーマの1つです。

それでは、学ぶ過程を楽しみ、将来の変化を期待しながら、脳と心の関係について一緒に見ていきましょう。

図1-2　脳、心、行動の関係

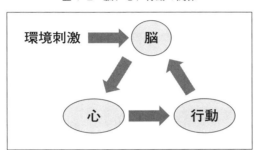

脳は安定性と柔軟性を兼ね備えた可塑的な性質をもっている。
行動を積み重ねると、脳が変化し、心も変化する。

💜 まとめ

本書では、日常生活に役立つ視点から、脳と心と行動の関係についての知見を紹介し、考察していきます。人は悩みの解決や試験勉強のために、必要に駆られて学びを始めます。しかし、脳と心と行動の関係を学んでいるうちに、自身の悩みを客観視できるようになるかもしれません。この先を読み進めていくことにより、生活に役立たせながら自身の可能性を拡げていきましょう！

脳はどのように情報を受け取り伝えるか？

(1) 脳には電気信号が流れる

　身体のどこに針を刺しても"痛い"と感じますが、これは針の刺激が脳に伝わるためです。脳は**神経細胞（ニューロン）**の集まりです。神経細胞は脳から身体全体に張りめぐらされていて、**ネットワーク**を形成しています（**図1-1A**参照）。この神経細胞を通して、身体から脳に、脳から身体に情報が伝わります。では、情報はどんな方法で伝達されるのでしょうか。

　20世紀の前半に医師である**ペンフィールド**は、患者の脳の中に電極を入れて微量の電流を流し、患者がどのように感じるかを調べました。脳の**体性感覚野**という部位（**図1-3**）に電流を流すと、患者は手足、顔や口などに刺激を感じました。また、**運動野**に電流を流すと指や手といった身体の部位が動きました。さらに、**海馬**を電気刺激すると、昔の記憶を思い出しました。そのことから、神経細胞同士の情報は**電気信号**によって伝わることがわかります。

　最近では、経頭蓋磁気刺激法など、頭皮から脳を間接的に電気刺激する方法が用いられており、治療やリハビリテーションに応用されています（芝田, 2022）。

図1-3　運動野と体性感覚野および海馬の位置

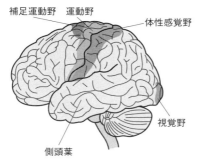
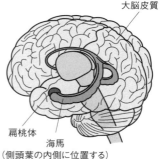

(2) 電気が流れるのはイオンの作用

　脳の中には**神経細胞（ニューロン）**と**神経膠細胞（グリア細胞）**という2種類の細胞が存在しており、情報伝達は、主に神経細胞が担っています（**図1-4**）。神経細胞はタンパク質や脂質で構成されています。金属でもないのに、どうして体内の神経細胞には電気が流れるのでしょうか。まずは素朴な疑問から見ていきましょう。

　神経細胞に電気が流れるしくみは、**イオン**の作用によるものです。脳は頭骨の中にある液体に浸されているため、神経細胞の内外も液体で満たされ、そこに各種イオンが溶けています。神経細胞に電気信号が届くと、神経細胞の細胞膜にあるイオンの通り道（**イオンチャネル**）が開閉し、イオンが出入りします（**図1-5**）。それによって、神経細胞内に電位の変化が起き、神経細胞内に電気信号が流れます。このようなしくみは、神経電気生理学とよばれる研究領域の精密な実験によって明らかにされてきました。

　なお、イオンによる電気信号のスピード（新幹線と同程度）は、家電製品などで用いられている電気信号のスピード（光と同じ程度）よりは遅くなります。

(3) 神経伝達物質がシナプスの隙間を埋める

　神経細胞に電気信号が流れるしくみはわかりました。では、ある神経細胞から別の神経細胞にはどのように電気信号が伝わるのでしょうか。神経細胞同士

図1-4　神経細胞とグリア細胞

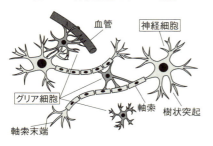

グリア細胞は神経細胞を支持しながら、神経細胞に栄養を補給するなどの役割を果たす。

図1-5　神経細胞のイオンチャネル

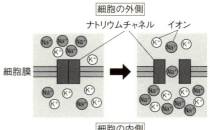

ナトリウムイオンの移動によって神経細胞内の電位が変化し、電気信号が伝達される。

の結合部分には、**シナプス**とよばれるわずかな隙間があります。隙間があるのにどうして電気信号が伝わっていくのか不思議ですが、ここでの主役は**神経伝達物質**です。神経細胞に電気信号が流れると、その細胞の末端部分から神経伝達物質（**ドーパミン**や**アセチルコリン**など）が放出され、受け手側の細胞にある受容体がそれを受け取ります。それによってイオンチャネルが開き、イオンが通過します。そして、受け手側の神経細胞に電位の変化が起こり、電気信号が伝わります（**図 1-6**）。このように神経伝達物質は、神経細胞同士の電気信号の伝達において、シナプスの隙間を埋める役割をもちます。

神経細胞間のシナプスにある隙間は 20 nm ほどで、ヒトの髪の毛の太さの 1000 分の 1（！）程度です。かつて、神経細胞はつながっているのか、独立していて隙間があるのかについて大きな論争がありました。現在では、電子顕微鏡を用いるとシナプスの隙間をはっきりと可視化できます。そして、このわずかな隙間ではたらく化学物質の作用が、私たちの心のはたらきに重要な役割を果たしているのです。

私たちがときどき服用する頭痛薬、酔い止め薬、花粉症の薬や、医療機関で処方される抗不安薬や抗うつ剤などは、胃で消化された後、血流にのって肝臓などを通過し、脳へ入っていきます。そして、神経細胞間のシナプスで、特定の神経伝達物質の作用を強めたり弱めたりするはたらきをすることで、薬としての効果を発揮します。

脳に入る毛細血管には**血液脳関門**というバリアが敷かれていて、脳内に異物

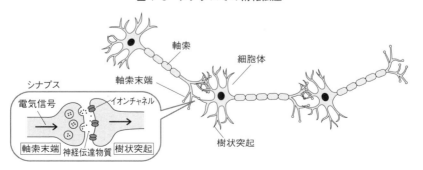

図 1-6　シナプスでの情報伝達

が入らないようなしくみになっています。しかし、分子が小さい物質である薬物、例えば、アルコール、ニコチン、ステロイドホルモン（性ホルモンやストレスホルモン）などは、この脳関門を通過して、脳内の神経細胞に作用し、私たちの心の状態を変化させます。**脳の発達がまだ完了していない年齢では、飲酒や喫煙によるアルコールやニコチンが神経細胞に悪影響を及ぼす可能性があるため、20歳まで法律で禁止されているのでしょう。**もちろん何歳になっても過度の飲酒や喫煙は脳によくないことは言うまでもありません。

(4) 心がはたらくと脳は活動する

脳部位に電気刺激を与えると、その部位の機能と対応した心のはたらき（感覚、運動、記憶）が生じましたが、その反対はどうでしょうか。私たちが何かを感じたとき、考えているときに脳はどのように活動するのでしょうか。

脳活動の測定には、古くは **EEG（脳波）**、最近では **fMRI（磁気共鳴機能画像法）** や **NIRS（近赤外線分光法）** など、頭骨や脳を傷つけない非侵襲的な測定法が用いられています。脳波は、心のはたらきが"いつ生じたか"という時間的な解析に長所があり、fMRI や NIRS は、"どの部位が活動したか"という脳内の空間的な解析に長所があります。

動物は栄養源を体内に取り込むために、**感覚機能**に加えて、食物を採集する・食べるといった**運動機能**を発達させながら進化してきました。私たちが運動するときには、例えば、親指を動かそうして、その指を曲げたり伸ばしたりします。このような運動時の脳活動を測定することよって、動かそうと意図するときには**補足運動野**が、実際に運動しているときには**運動野**が活動することがわかっています（**図1-3**）。

(5) 意思が先か、脳の活動が先か

リベットらは、運動の意図と脳活動の関係を詳細に検討しました。実験では、参加者に自らの意思で身体部位を動かしてもらい、そのときの運動野周辺の脳波を測定しました。その結果、参加者が手首や指を動かそうと思った350 ms前に（後ではなく！）、その脳波に電位変化が生じたのです (Libet et al., 1983)。

この結果は、人が何か自発的に行動しようとするとき、その意思よりも先に

脳が活動していることを示していて、驚かされます。この研究報告の後には、人の自由意思は幻想だ、錯覚だ、というような議論が起こったようです。哲学者が好きそうな話題ですね。この結果をどう解釈したらよいでしょうか。

1つの可能性として、心の範囲を**無意識**や**潜在意識**にまで拡げて考えると説明ができそうです。私たちには意識できない心の領域があるという考え方です。リベットの実験においては、実験参加者が指を動かそうとする少し前に、意識できない潜在意識のレベルでその指を動かそうと思っていたため、それが脳波に反映されたということになるでしょう。

(6) 意識にのぼらないけれど知覚している

自分には意識できない潜在意識下の心のはたらきを仮定することは、非合理的・非科学的だと思われるかもしれません。しかし、多くの研究において、行動や脳活動に影響を与えている潜在意識のはたらきが実証されています。

例えば、実験参加者に知覚できないほど短い時間だけ怒りの表情写真を提示し、そのときの脳活動を fMRI で測定した研究があります。実験では、わずかの時間（35 ms）だけ怒りの表情の写真を提示した後、知覚できる程度の長さ（500 ms）で中性の表情を提示します。このとき、参加者は中性の表情しか知覚できなかったと報告するにもかかわらず、情動に関与する脳部位である扁桃体の活動が高まっていました。一方で、怒りの表情を提示せず、中性の表情だけを提示した場合では扁桃体の活動は高まりません (Nomura et al., 2004)。この結果より、参加者は怒りの表情を知覚できていないが、潜在的には知覚しており、そのため脳では怒りの表情に対しての活動が生じていた、と考えられます。

また、**盲視（ブラインドサイト）**という不思議な現象も、潜在的な心のはたらきよって説明できます。ブラインドサイトとは、**一次視覚野**に障害があるため、視野に見えない領域がある患者に生じる現象です。例えば、患者の視野の見えない領域にペンを提示すると、当然、患者はそれを見えていないと報告します。しかし、ペンの場所がどこにあるか尋ねると、その場所を正しく指し示すことができるのです。これは、患者が、一次視覚野を介さない別の視覚系で潜在的に知覚していることによると考えられています (吉田, 2010)。

そのほかにも、脳に障害をもつ患者に見られる興味深い例があります。右の

図1-7 左半側空間無視の患者に用いられた実験カード
（Bisiach, E., & Rusconi, M.L., 1990 より）

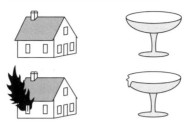

大脳半球（主に頭頂葉周辺）が脳梗塞などで障害されたときに、自身の身体の左側や事物の左側を知覚しづらくなる"左半側空間無視"という症状が出る場合があります（久保, 2000）。図1-7に描かれた2つの家やグラスの下のものには左側に火事や損傷があります。この患者は左側の問題を知覚できませんが、どちらの家に住みたいか、どちらのグラスでワインを飲むかと尋ねると、上の問題のないほうの家やグラスを選びます（Mesulam, 1988）。これも潜在的な知覚が行動に表れたものと説明できます。

どの例も、意識にのぼらない知覚によって脳活動や行動が生起しており、脳・心・行動の不思議な関係を示唆しています

💜 まとめ

脳は神経細胞の集まりです。その活動が変化することで、感覚、運動、記憶などの心のはたらきが生じます。神経細胞の活動は、神経細胞に電気信号が流れることで生じます。神経細胞同士はシナプスを形成しており、神経伝達物質を介して電気信号を伝達します。

脳の活動を調べると、私たちが運動しようと意図するよりも先に、脳の活動が生起していることがわかり、潜在的な心のはたらきが浮かび上がってきます。脳と心はどちらが先にはたらくのか、行動はどの段階で始まるのかなどを結論づけることは難しく、その興味は尽きません。

脳の各領域にはどのような役割があるのか?

(1) 脳は領域で役割が異なる

　動物の脳を体重比で換算した**脳化指数**という指標では、ヒトはあらゆる動物のなかで最も大きい値をとります（10 章の**表 10-1** 参照）。なぜヒトの脳はこれほど大きくなるように発達したのかは、10 章で考察します。

　ヒトの脳は大きくは、**大脳**、**間脳**、**脳幹**、**小脳**に分かれます（**図 1-8**）。

　大脳とは主に**大脳皮質**のことであり、ヒトがよりよく生きていくために重要な領域です。例えば、大脳皮質のある部位が脳梗塞になり、機能不全になったとしても直接生命に影響することは少ないですが、運動障害、記憶障害、言語障害などが残ります。

　間脳や**脳幹**はヒトが生きていくための生命維持機能としてはたらいており、呼吸器系や血管系の心肺活動、内臓のはたらき、体温調節、摂食・飲水行動、睡眠などを調節しています。この領域が障害を受けると生命の危機に直結します。

　小脳は運動機能を担っており、大脳皮質にある運動野と協同して運動の制御や学習に関わっています。平均台の上を歩くときに必要な平衡感覚や、決まったところにボール投げ入れるような運動学習には、小脳のはたらきが必須です。興味深いことに小脳は大脳の 1/10 程度の大きさですが、小脳の神経細胞は大脳の 10 倍程度（密度は 100 倍！）もあります。小脳は運動の調節だけではなく、共感性、感情の調節、運動の計画といった高次の認知機能にも必要とされており、今後の機能解明の進展が待たれています。

(2) 感覚・運動機能を担う大脳皮質

　ヒトや動物が生きていくためには、**感覚機能**と**運動機能**が必要であることを前節 (p.9) で述べました。これらの機能は、食物を採取する、天敵から逃げるなど、生命維持のための行動の基盤となるからです。

　ヒトの**大脳皮質**は、**前頭葉**、**頭頂葉**、**側頭葉**、**後頭葉**の 4 つの領域に分かれ

3 脳の各領域にはどのような役割があるのか？

図 1-8 脳の主な部位

(A) 脳の全体的な構造

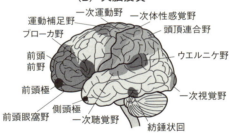

(B) 大脳皮質

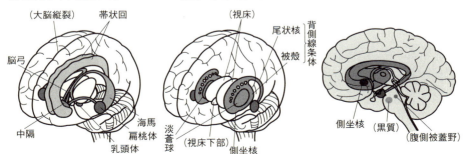

※「回」は脳のしわの隆起した部分で、「溝」はくぼんだ部分

(C) 大脳皮質下領域

14　第1章　心はどこにあるのだろうか？

ており（**図1-8A**）、感覚機能と運動機能はこれらの4つの葉に幅広く分布しています。感覚と知覚に関与するのは、大脳皮質の**視覚野**、**聴覚野**、**体性感覚野**、**味覚野**、**嗅覚野**で、運動機能に関与するのは**運動野**です。

　しかし、これらの機能だけでは動物に適切な行動は生起しません。動機づけ（お腹がすく、のどが乾いた）や感情（美味しい、恐い、痛い）などの心のはたらきが必要です。生理的動機づけは**間脳**の**視床下部**（**図1-8B**）が担っており、感情の生起には、**大脳辺縁系**に属する**扁桃体**や、**大脳基底核**に属する**側坐核**などが重要となります（**図1-8C**参照）。

（3）認知・学習に関与する海馬

　さらに、上述した行動を能率よく行うためには、学習や記憶といった**認知機能**も重要です。食べ物とそうでないもの、仲間と見知らぬ人、安全な場所と危険な場所、これらを区別する経験を重ねることで記憶に残り、次回から安全に能率よく行動することができます。このような記憶・学習には大脳辺縁系の**海馬**が関与しています。道具の作り方や使い方などといった動作の学習は、**小脳**や大脳基底核の**線条体**が担っています。

　なお、これまでに見てきた感覚・知覚・運動・動機づけ・感情・記憶・学習のような心のはたらきは、ネズミやサルなどの哺乳動物からハチやアリといった昆虫まで有しています。ハチやアリにも心があるのかと尋ねられると、ドキッとしますが、おそらくあるでしょうと答えることにしています。

（4）前頭前野のトップダウン処理

　ヒトの大脳皮質には感覚・知覚・運動機能以外を担う領域も広く存在しています。それらの領域（運動野、感覚野、視覚野、聴覚野を除く部分）は複雑な認知機能を担っており、**連合野**とよばれています。そのなかでも特に**前頭前野**（**前頭連合野**）のはたらきが、ヒトの"高次の認知機能"と対応します（**図1-8A**）。では、前頭前野は具体的にはどのような心のはたらきを担っているでしょうか。

　前頭前野は感情を制御することに関与しています。この機能によって、私たちは学校や職場で苦手な人とでも平静に勉強や仕事をすることができます。ま

3 脳の各領域にはどのような役割があるのか？ *15*

図1-9　でたらめな文章でも読むことができる例

みさなん　およはう　ござまいす。いかまら　しりんがく　の　じょぎゅう　が　はまじり　ます。よゅしう　は　しきてた　でうしよか。こかんい　は　きくおについて　まびなます。ぜかんい　は　がしくゅう　に　ついて　まびなました。まず　はめじに　てすと　を　おなこい　ます。

た、前頭前野は**ワーキングメモリ（作動記憶）**とよばれる一時的に蓄えた記憶を駆使して、いくつかの仕事を並行して進めていく**実行機能（遂行機能）**にも関与しています。共感性や他者を思いやるような**社会性**も担っており、日々に生じるさまざまな**意思決定**にも関係しています。

　前頭前野の発達は成人を過ぎても続いており（2章2節参照）、個人差はあれ30歳に近づくころに完了します。それゆえ、思春期では身体は成長していても心の状態は不安定なのだと言えるでしょう。

　前頭前野のはたらきの特筆すべきものとして、**予測機能**が挙げられます。私たちは何度も同じことを経験すると、学習し、ものごとに法則性を見いだします。その結果、次に起こることを予測・推測して対処できるようになります。例えば、"今日の投手の球は速いので、もう少し早くバットを振り出さないとボールに当たらない"とか、"この仕事は大変そうだけど、少しずつ進めれば、2週間あれば仕上がる"などと考えて、対応することができます。

　1つ1つの事象を経験し積み上げていくことを**ボトムアップ処理**と言います。一方で、全体を把握して結果を予測しながら遂行することを**トップダウン処理**といいます。

　図1-9に示した文章は語句の順番だけが正しい、でたらめな文章ですが、予測機能が自然とはたらくため、意味を把握しながら容易に読むことができます。前頭前野はこのようなトップダウン処理に関わっています（苧阪, 2015）。

　加えて、長期的な**報酬の予測**にも前頭前野は関与します（10章1節参照）。"今は大変だけど、これを乗り越えれば後はうまくいくだろう"というような将来に対しての希望がもてることは、日常生活においてとても重要です。前頭前

16   第1章   心はどこにあるのだろうか？

野のはたらきが低下すると、相対的に不快の予測機能が高まり、うつ状態に陥ることが指摘されています（岡田他, 2017）。

(5) 心のたくましさと視床下部

大脳皮質、特に前頭前野が"心のスマートさ"を担うとすれば、**間脳**にある**視床下部**は"心のたくましさ"を担っています（**図1-8B**）。

体性神経系（感覚神経系と運動神経系）は大脳皮質で処理されますが、**自律神経系**（交感神経系と副交感神経系）や**内分泌系**（ストレスホルモンなど）は視床下部がその中枢として機能しています。内臓や心臓血管系のはたらき、ホルモン調節など、私たちの意識にのぼらない身体のはたらきを制御しているという点で、視床下部は"第2の私"とも言えるでしょう。

食欲・性欲・睡眠・生体リズムといった動物の生存に必要な機能も視床下部が制御しています。現代ではスマートフォン等の使用によって、場所や昼夜を問わず情報収集、ゲーム、動画鑑賞ができるようになりました。不規則な生活や日常生活でのストレスは、自律神経系の不調を引き起こす原因の1つと言われています。特に、思春期や更年期は体内のホルモンバランスが大きく変化するデリケートな時期ですので、自律神経系の不調が生じやすくなります。昨今では、知性や理性に加えて、心のたくましさの必要性が高まっています。

🧠 まとめ

大脳皮質は感覚機能や運動機能に加え、認知機能（記憶・学習・言語など）を担っています。感情の生起や認知機能には、大脳辺縁系（海馬・扁桃体）と大脳基底核（側坐核、線条体）が関与しています。一方で、間脳や脳幹は、身体の恒常性の制御など、生命維持機能を担います。小脳は運動機能の中枢です。

大脳皮質にある前頭前野は予測など高次の認知機能に関与しています。視床下部は自律神経系、内分泌系を担い、"第2の私"と言えます。前頭前野と視床下部が連携してはたらくことで、スマートな心とたくましい心が形成されます。

このように、脳のいろいろな部位がそれぞれ役割を果たすことで、私たちは考えたり行動したりしながら生きていくことができるのです。

4 脳部位ネットワークはどのようにはたらくのか？

(1) 実行系ネットワークと安静時ネットワーク

　これまでに、大脳皮質の感覚野・運動野・前頭前野、大脳辺縁系の海馬・扁桃体、大脳基底核の側坐核・線条体、間脳の視床下部など、各脳部位と心のはたらきとの関係を見てきました。しかし、"心のはたらき"が生じているとき、これらの各脳部位が単独で活動しているわけではありません。脳内の幅広い領域が連携し、**ネットワーク**を形成して活動しています。

　行動や心のはたらきと対応して活動する大脳皮質の脳部位ネットワークは、fMRIなど脳全体の活動を測定する研究において、いくつか提案されています（越野他, 2013）。そのなかで特に重要だと考えられるのは、**実行系ネットワーク**と**安静時ネットワーク**です（図1-10）。

　実行系ネットワークは、背外側前頭前野から後部頭頂葉を結ぶ領域のことで、**前頭−頭頂ネットワーク**ともよばれます。一方で、安静時ネットワークは、内側前頭前野から後部帯状回、側頭・頭頂結合部、楔前部、海馬などの領域に広

図1-10　脳内ではたらく主なネットワーク

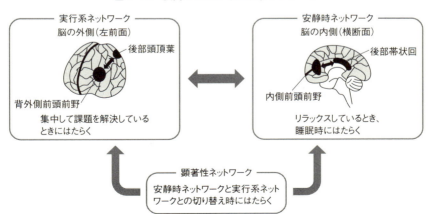

がっています（花川. 2016）。

　実行系ネットワークは、集中して作業をしているとき、例えば試験問題を解いているときやプレゼンの準備をしているときに活動します。安静時ネットワークは、休憩しているとき、リラックスしているときに活動します。安静時ネットワークが活動しているときには実行系ネットワークの活動は抑制されており、両ネットワークは活動の大小が互いに反対になる（負の相関がある）ことがわかっています。また、安静時ネットワークは、認知課題中にもその活動が低下しない場合があり、実行系ネットワークと協調してはたらくことも示されています（越野他. 2013）。

（2）安静時ネットワークは心の安定に関係するか

　実行系ネットワークは集中して作業をするときにはたらくため、重要であることは明白かと思いますが、安静時ネットワークの活動はどうして重要なのでしょうか。散歩中や湯船の中でリラックスしているときに、新しいアイディアが思い浮かぶとよく言われます。また、安静時ネットワークの活動は、安定した心の状態と関係が深いことが示されています。例えば、統合失調症やうつ病の人ではこのネットワークに多様性が見られると報告されています（越野他. 2013）。

　安静時のネットワークが作動しているときには、実行系ネットワークの作動時と同様に、多量の酸素や栄養分を消費しています。このことから、安静時のネットワーク作動時には、リラックスした状態にあるけれども、脳は活動しており、何かしらの心のはたらきが生じている可能性が指摘できます。

　ここからは仮説になりますが、安静時ネットワークが適切に活動しているときには、潜在的な心のはたらきが整理され、私たちに心の安定をもたらすのではないでしょうか。特に、前頭前野や海馬が活動していることから、必要な記憶を固定し、ネガティブな記憶を忘却している可能性（6章3節）や、未来の報酬の予測をしている可能性（1章3節）が推察されます。

　リラックスできるときに、何も考えずにぼおっとすることも心の健康にとっては重要なことだと言えるでしょう。

（3）神経細胞は自発的にふるまう

脳の活動とは、神経細胞が活動することでした。脳研究者の素朴で重要な疑問として、「外部からの刺激がないときにも、なぜ神経細胞は自発的に活動しているのか」という問題がしばしば挙げられます（櫻井, 2023）。この "なぜ" に答えるのは難しいですが、大脳皮質や海馬で見られる神経細胞の自発的な活動について考察していきましょう。

不思議なことに、神経細胞は睡眠中や全身麻酔中で意識がないときでも（外部からの刺激なしに）自発的に活動しています。また、脳を身体から取り出して培養した状態でも、神経細胞の自発的な活動は見られます。自発的な神経細胞の活動はランダムであるように見え、少し前まではただの背景ノイズだと考えられていました。現在では、神経細胞の自発的な活動の規則性やその機能を検討する研究が進められています（池谷, 2005; 豊水, 2016）。

神経細胞の不思議な側面はほかにもあります。例えば、麻酔をされたネコの視覚野の神経細胞は自発的に活動しており、このネコの目に長時間光刺激を提示すると、その活動の頻度が増加します（Anderson et al., 2000）。また、培養状態にある海馬の細胞が自発的な活動をする度に、ドーパミンを投与すると、自発的な活動の頻度が増加します（Stein, et al., 1994）。このように、神経細胞は自発的に活動するばかりか、物理刺激や化学刺激に対して柔軟にその自発活動の頻度を変化させます。まるで、神経細胞自体が、"心" を有しているようなふるまいです。

こうした神経細胞の自発的な活動や刺激によって変化する柔軟さを、私たちの心のはたらきと対応させるとどうなるでしょうか。

神経細胞の恒常的な自発活動は、私たちの心のはたらきのベースであり、潜在的な心のはたらきと関係しており、外部からの刺激に対応する準備をしている。一方、外部刺激によって引き起こされる神経細胞の柔軟な変化は、顕在的な心のはたらきに通じている、と考えられるのではないでしょうか。

（4）脳と心のはたらきの謎に迫る

私たちの心は、潜在的な心と顕在的な心の両方が互いに関係し、サポートし合って成り立っています。潜在的な心のはたらきを調べることは、それが顕在

20   第1章　心はどこにあるのだろうか？

化して初めてできることなので、大変難しいのですが、本章の2節でいくつか
の例を見てきました。この後の章でも、非意図的に獲得される潜在学習（5章
2節）や睡眠時の脳のはたらき（7章2節）について概観します。

　潜在的な心のはたらきと脳活動の研究は精力的に行われています（下條, 2008;
大黒, 2023 など）。神経細胞の自発的な活動、安静時ネットワークの活動、潜在的
な心のはたらきの関係を明らかにするような新しい研究成果を楽しみにしてい
ます。

> 💗 **まとめ**
>
> 　脳の各部位は単独で活動しているわけではなく、他の部位とネットワー
> クを形成して活動しています。集中して作業するときには実行系ネット
> ワークが、休息中には安静時ネットワークが作動します。安静時ネット
> ワークの活動時にも脳は多くの酸素や栄養分を消費しており、このときに潜在
> 的なこころのはたらきが整理されているのかもしれません。自発的に活動
> している神経細胞もまた、潜在的なこころのはたらきと関係があるかもし
> れません。今後の研究の進展が待たれます。

第 2 章
脳はどのように
つくられていくのか？
──胎児期から思春期までの脳の発達──

　発達期の子どもの脳は、大人の脳と比べると、柔軟で変化しやすいと言われています。では、何歳ごろまで脳は変化しやすいのでしょうか、いつ頃までに脳の発達は完了するのでしょうか。本章では、胎児期から思春期までの脳の発生・発達を概観しながら、この時期に有害な環境刺激を受けることで、脳が重篤な影響を受ける知見を紹介します。
　たとえば、妊娠期の母親が有害刺激を受けると胎児の脳や身体が変化し、疾病などのリスクが高まります。また、幼少期から思春期にかけての脳は高感受期であり、この時期に身体的虐待、心理的虐待を受けると、その年齢に応じて異なる脳部位が悪影響を受けます。
　実は、ヒトの脳の発達は前頭葉のシナプスや髄鞘化が整う 30 歳ぐらいまで続きます。この時期までにインターネットゲームに依存した若者の脳では、さまざまな部位やネットワークに変化が生じています。本章の知見を見ていくことで、子どもの脳と心をサポートする重要性が理解できるでしょう。

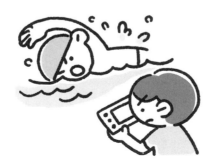

脳はどのようにできあがっていくのか？

(1) 脳は胎内でつくられる

　人間の体は、お母さんのお腹の中のたった1個の受精卵が分裂を繰り返し、形成されていきます。もちろん、脳もそこに含まれます。「**脳の発生**」とは胎児の脳の変化のことで、「**脳の発達**」とは生後の赤ちゃんから思春期にかけての脳の変化のことを指します。

　受精後の3週目に入ると、外胚葉が神経板となり、**神経管**（図 2-1A）を経て、**前脳・中脳・菱脳**それぞれの膨らみ（胞）が形成されます（図 2-1B）。11週目になると5脳胚期に移行し、**終脳、間脳、中脳、後脳、髄脳**と脳の区分が明確化されます（図 2-1C）。そして、生まれる頃には、大脳は大脳皮質、大脳辺縁系、大脳基底核に、間脳は視床と視床下部に、後脳は**橋**と**小脳**に、髄脳は**延髄**へと移行していきます（図 2-1D）。

　母親の胎内にいる1年足らずの間に、胎児の脳は大人と同様の部位に分化しますが、脳の発達が完了するまでには20〜30年かかります。身体の成長よりも脳の成長のほうが遅いのは、ヒトが大脳皮質、特に前頭前野を発達させたことによります。

図 2-1　脳の発生と成長 (坂井・久光, 2011 を参考に作成)

(2) 神経細胞は胎児期に最大数になる

　脳内に**神経細胞（ニューロン）**は数千億個あります。**神経幹細胞**が分裂して、最終的に神経細胞になると、その後、神経細胞は分裂することはありません。神経細胞の中の成分は代謝されて入れ替わっていきますが、神経細胞とは一生のつき合いです。

　神経細胞の数は妊娠中期（胎生20週目頃）に、その数が最大になって、別の神経細胞とつながることができなかったもの、つまり**シナプス**を形成できないものは死んでいきます。成人の脳よりかなり小さい胎児の脳で神経細胞の数が最大になることは、不思議な感じがします。しかし、脳が発達していく過程を眺めることで、その疑問は解決していきます。

　脳の中央部分にある脳室の周辺（**脳室層**）で神経細胞は産生されます。この脳室層で産生された神経細胞は、**放射状グリア**を足場として脳の表面側（外側）に向かって移動します。そして、新しい細胞が外側に積み上がるようにして層構造を作ります（**図 2-2**）。このような作られ方は鳥類や爬虫類とは異なります。新しい神経細胞が外側に積み上がることで、ヒトの脳は大きくなったと考えられています（大隅, 2017）。

図 2-2　大脳皮質の形成による神経細胞の移動

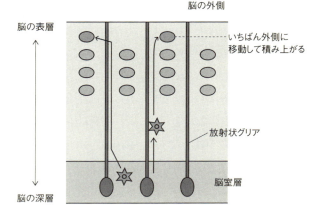

(3) 脳の発達プロセス——シナプスの形成・刈り込みと髄鞘化

　神経細胞が自分の定位置に収まると、神経細胞の**軸索**が延びていき、別の神経細胞とシナプスを形成します（**図2-3**）。多くの神経細胞同士がつながることで、情報の伝達が多様になります。シナプスの形成は胎児期から生まれた後も続き、1歳ごろにそのピークを迎えます。

　その後、使用されないシナプスは刈り込まれ（整頓され）、使用されるものだけが残り、神経細胞のネットワークが簡素化されます。また、同時期に軸索に**髄鞘化**が起きて（**図2-3**）、神経細胞内の伝達スピードが高まります。髄鞘化とは、軸索にグリア細胞が巻きつき髄鞘が形成されることを言います。**シナプスの刈り込み**と軸索の髄鞘化が終了すると脳の発達は完了です。ヒトでは、胎児期において脊髄や脳幹の髄鞘化が始まり、青年期において前頭前野の髄鞘化が終わります。

　神経細胞の形成と移動、死滅、シナプスの形成とその刈り込み、軸索の髄鞘化が、胎児期から青年期までの脳内で起きる発生・発達的な変化と言えます。もし、これらの発達プロセスに障害が生じると、神経発達症（いわゆる発達障害のことで自閉症、注意欠陥多動症、限局性学習症など）のリスクが増加することが指摘されています（大隅, 2017）。

図 2-3　シナプスでの接続の増加と軸索の髄鞘化

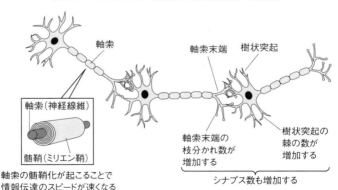

（4）妊娠中の過度のストレスによる影響

妊娠期の母親が身体的・精神的な**ストレス**を受けると、胎児の神経細胞の発生やホルモンバランスが変化し、その結果、胎児の脳に影響を及ぼします。

妊娠期間のおよそ9ヵ月間を3ヵ月ずつ3つの期間に分けて**妊娠初期、妊娠中期、妊娠末期**とした場合、妊娠初期は胎児の神経細胞が増殖・移動する重要な時期です（図2-4）。

1950～1960年代に食糧飢饉が発生したオランダや中国において、妊娠初期に飢饉を経験した低栄養の母親から生まれた子どもは、成長後に**統合失調症**を罹患するリスクが2倍程度になったと報告されています（菊水, 2010）。妊娠中に過度のダイエットを試みることは、胎児の脳によくない影響を及ぼす可能性があります。

妊娠期の母親の心理的ストレスによって、子どもの**神経発達症**のリスクも増大します。妊婦が大きな台風などの自然災害を経験した場合は**自閉症**の発症リスクが、離婚や転居などの心理ストレスや重度の不安状態にあった場合は**注意欠陥多動性障害（ADHD）**のリスクが高まります（Kinney et al., 2008; Babenko et al., 2015）。このような知見から、**妊娠期の母親に過度の負担やストレスがかからないよう、周りの人がサポートすることも必要です。**

（5）胎内で何が起こっているのか

妊娠期の母親がストレスにさらされると、胎内の環境がどのように変化して、胎児に影響を及ぼすのでしょうか。母親の血中の**ストレスホルモン**（コルチゾ

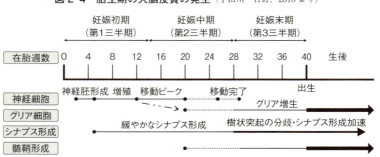

図2-4　胎生期の大脳皮質の発生（宇田川・日野, 2016 より）

ール）や**胎盤**由来のストレスホルモンが胎盤内に入ることで、胎児の脳の**神経前駆細胞**の分裂が抑制され、内分泌系に異常を引き起こします（図 2-5）。胎盤にはストレスホルモンを分解する酵素（11βHSD2）があるのですが、母親が過剰なストレスホルモンを放出する場合や、この酵素のはたらきが不十分な場合には、胎児は高濃度のストレスホルモンに曝露されることになり、胎児の脳は影響を受けます。

　母親が摂取する飲食物も胎児の脳に影響を及ぼす場合があります。例えば、アルコールやたばこに含まれるニコチンは胎盤を通過しますので、胎児に影響します。脳に作用する薬物、例えば、抗不安薬、抗うつ薬、抗てんかん薬などを母親が摂取すると、その薬は脳の血液脳関門を通過するように胎盤も通過してしまうので、胎児の脳に影響を及ぼす可能性があります。これらの薬物を服用する場合は、種類や服用時期などを医師に相談するとよいでしょう。

(6) リスクの予防と早めの対処

　このように見てきますと、妊娠期の胎児の脳に影響を及ぼす要因は、母親の不注意や不摂生によるものと感じるかもしれませんが、決してそうではありません。感染症に罹患する可能性は誰しもがもっていますし、嗜好品の摂取も、我慢すると過度なストレスとなる可能性もあります。やはり、家族や職場の同僚など、周囲からの配慮やサポートは重要です。

　精神疾患や神経発達症のリスクは、上述した**環境の影響**と**遺伝子の影響**との

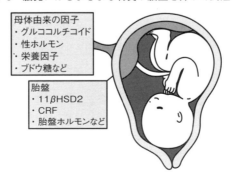

図 2-5　胎児にはさまざまな物質が胎盤を介して到達する

相互作用によって高まりますが、その詳細はわかっていません。かつては養育者の育て方の問題で子どもが発達神経症になると言われたりしましたが、それは誤りで、今ではそう考える人は少なくなってきました。発達神経症は、脳の発達の偏り（多様性や個性）が原因のひとつと考えられており、妊娠期のストレスの軽減によって、それらのリスクの軽減・予防が可能です。

それでも、もし自分のお子さんに、「言葉がでない」などの行動の不調を少しでも感じ取ったならば、保護者はできるだけ早く専門家にご相談されるとよいでしょう。**脳は幼い頃ほど変化しやすいので、保護者が適切な対応をとることで、子どもの脳と行動によりよい変化を導くことができるでしょう。**

また、成長の過程で本人がなんらかの「生きづらさ」を感じる場合も決して手遅れではありません。思春期や成人以後も、脳や心は行動によって変化します。抽象的な表現になりますが、「自分の好きなこと」「自分のできること」を**積み重ねていくことで、脳によりよい変化が生まれ、自己肯定感や自信も得られていくでしょう。**次章以降で、そのヒントが得られるかもしれません。

(7) 内分泌攪乱物質の影響

これまでに、妊娠期の母親へのストレスや薬物の摂取等が、胎児の脳の発育に影響する可能性を見てきました。これらに加えて、母親が知らずに摂取した異物が胎児の身体に影響を及ぼすこともあります。例えば、1950 〜 60 年代に流産防止薬として処方された**ジエチルスチルベストロール（DES）**を服用した女性から産まれた子どもは、男女ともに生殖器に異常が見られることが報告されています (塚原, 2010)。DES のような物質は**内分泌攪乱物質**とよばれ、女性ホルモンを調節するエストロゲン受容体や、男性ホルモン調節するアンドロゲン受容体に作用します。その結果、女性ホルモンや男性ホルモンを抑制または過剰に促進することで、胎児の性の発育過程に影響を与えます。

内分泌攪乱物質には、可塑剤やプラスチック製品に含まれる**ビスフェノールA（BPA）**、ゴミなどの焼却によって排出される**ダイオキシン**、殺虫剤や農薬に含まれる DDT、人工的につくられた化学物質である**ポリクロロビフェニル（PCB）**などがあります。日常生活において微量ならば取り入れても身体への影響はありません。しかし、妊娠期の母親が摂取した場合は、母親自身に健康

28 第 2 章 脳はどのようにつくられていくのか？

への影響はなくても、胎児に影響が出るという**次世代影響**を示す場合があります。また、内分泌攪乱物質を高濃度で摂取するよりも、低濃度で摂取する場合にその影響が大きくなる **低濃度作用** が見られることもあります。この原因についてはわかっておらず、そのメカニズムの解明が待たれます。

　内分泌攪乱物質が胎児に与える影響は、マウスやラットを対象とした研究においても数多く報告されています。例えば、ビスフェノールＡを妊娠期のラットに投与すると、雄では精子生産量や精嚢重量が減少し、雌では膣開口時期の遅延や性周期の異常が見られます（広瀬他. 2003）。また、ビスフェノールＡを周生期や発達期に投与されたマウスやラットは、探索行動、不安様行動、記憶の学習に問題を示すことが報告されています（Welch & Mulligan, 2022）。

(8) 胎児期の性分化

　ヒトの胎児において、**性分化**（女性・男性への変化）は母体内でどのように進んでいくのでしょうか。まず、ヒトを含む哺乳類の場合、生物学的な性別は *SRY* とよばれる遺伝子によって決定されます。Ｙ染色体上に *SRY* があるため、Ｙ染色体をもてば雄ですし、Ｙ染色体をもたないものは雌になります。しかし、これは生物学的な性の決定に過ぎません。

　思春期から成人にかけての生物学的な性と対応した行動の表出には、胎児期でのホルモン環境が深く関わっています。男児では、胎生 8 週頃に精巣から男性ホルモンが分泌されて男性性器が発達します。さらに男児では胎生 12 〜 22 週において精巣から多量の**テストステロン**が分泌され、"アンドロゲンシャワー"を浴びることで、男性化が進みます（塚原. 2010）。一方、女児では同じ時期に胎内のテストステロン濃度は低いので、そのまま女性化していきます。

　この時期の胎児の脳をとりまくホルモン環境は脳の性分化に重要であり、この時期の**性ホルモン**の作用を**形成作用**とよんでいます。一方、成熟した個体では、性行動や生殖機能は**中枢神経系**によって制御されており、そのような行動の発現には性ホルモンが必要となります。そして、この時期の性ホルモンの作用を**活性作用**とよびます。

　性ホルモンの形成作用と活性作用については、動物実験においても検証されています。出生後すぐに雌ラットの卵巣（雌性ホルモンの産出器官）を摘出し、

雄性ホルモンを投与します。すると、成熟後に雌性ホルモンを投与しても、雌様の性行動は表出されませんが、雄性ホルモンを投与すると、雌マウスに対して、雄と同じような性行動（マウンティング）が見られます。一方で、出生直後に男性生殖器を去勢した雄ラットは、成熟後に雌性ホルモンを投与すると雄マウスに対して雌様の性行動（受けいれ姿勢であるロードシス）を示します。このようにマウスやラットでは、脳の性分化は胎児期から乳児期までに完了します。ヒトの場合は胎児期の中期頃が重要となります。

　生物学的な性の決定は遺伝子のレベルで決まり、雌性や雄性（女性や男性）への分化は母親の胎内環境が重要であることを見てきました。しかし、最近の研究では、性別を雌性・雄性のように2元的に考えること自体が見直されています。性は、遺伝子レベルでの多様性と胎内環境の多様性の両方が相互作用することで、複雑なスペクトラムを形成しています（Ainsworth, 2015）。昨今、心の性と身体の性が一致しないなど、さまざまな性のあり方への理解か広がり、性的マイノリティへの偏見や差別をなくす取り組みが進められています。**性のしくみの多様性について理解を深めることは、多様な性を認め合う社会を実現する一助となるかもしれません。**

💜 まとめ

　母親の胎内で胎児の脳は発生し、胎児期の中頃に神経細胞は最大値に達します。神経細胞同士のシナプス結合の数は増加していきますが、情報を伝達しないシナプスは刈り込まれ、なくなります。また、神経細胞の軸索に髄鞘ができることで、その伝達スピードが速くなります。このような脳の発達は青年期（30歳頃）まで続きます。脳が発育している時期に、母親が低栄養になることや有害物質を体内に取り込むことで、胎児の脳の形成によくない影響が出ます。内分泌撹乱物質は、胎児の情動性や学習、性分化にも影響します。逆に、環境を整え、子どもの脳によい刺激を与えることで、子どもの脳や行動によい変化がもたらされます。脳や心への良好なアプローチに決して手遅れはありません！

子どもの脳はどのように成長していくのか？
——高感受性期の脳の発達

（1）出生後、脳は急速に大きくなる

　ヒトの赤ちゃんの脳は 400 g 程度ですが、成人になるまでに 1400 g 程度まで大きくなります。生後すぐの頭の周囲は 30 cm 程度で、1 歳までに 45 cm 程度になります。成人の頭の大きさは 55 ～ 60 cm 程度なので、生後 1 年間の頭の成長スピードには驚かされます。脳の発達過程で神経細胞は減少するのに、どうして脳重や脳容積は大きくなるのでしょうか。その理由としては、神経細胞の**樹状突起の枝分かれ**や棘の数が増加することと、**軸索末端の枝分かれ**の数が増加することが挙げられます。その結果、神経細胞間でシナプスが増加します。さらに軸索を被うように髄鞘が分厚く形成されていく**髄鞘化**も進みます（**図 2-3**）。こうして 1 つ 1 つの神経細胞の容積が大きくなっていき、神経細胞同士のネットワークも充実し、脳は大きく、そして重くなっていきます。

　胎児から新生児期にかけてシナプスは増加していき、神経細胞のネットワーク化が進みますが、それが脳の発達の完了ではありません。いったん形成されたシナプスも活動することがなければ整理され、除去されてしまいます。このようなシナプスの簡素化のことを"**シナプスの刈り込み**"と言いました。一方で、使用され続けるシナプスはその結合を強くして生き残ります（**図 2-6**）。

図 2-6　ヒトの発達期のシナプス形成と刈り込み（大隅，2017, p.128 より）

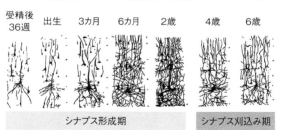

新しくつくられた神経細胞は大脳皮質の中で大移動し、大量の神経細胞が死滅します。神経細胞は多数のシナプスを形成しますが、使わないシナプスは刈り込まれて消滅します。このような胎児期から出生以後までの神経細胞の"ふるまい"は、無駄な過程を積み重ねているように思えます。どうしてこのような無駄にも思える過程を経ながら脳が発達していくのか、その理由はわかりませんが、ヒトの脳が現在のような優れた機能をもつためには、このような発達過程が必要だったのでしょう。

(2) 幼少期以降の脳の変化

脳の発達は成人を過ぎた頃に完了します。それはシナプスの刈り込みが終わることと、髄鞘化が終わることの2つの指標で示されます。それぞれ見ていきましょう。

ヒトにおいて脳の発達段階をシナプスレベルで縦断的に検討した貴重な研究を紹介します。ハッテンロッカーらは、病気で亡くなった新生児から老人までの死後脳のシナプスを電子顕微鏡で数えました。**図2-7**には、一次視覚野、一次聴覚野、前頭前野のシナプス密度の発達的な変化が示されています（Huttenlocher & Dabholkar, 1997）。一次視覚野は、1歳ごろにシナプスの数がピークになり、10歳すぎにはシナプス密度の刈り込みがほとんど終わります。聴覚野や前頭前野のシナプス密度は、幼少期（4～5歳）でピークを迎え、青年期（20歳過ぎ）まで少しずつ減少していきます。前頭前野のシナプス密度を数えた別

図 2-7　ヒトの大脳におけるシナプス密度の発達的変化（Huttenlocher & Dabholkar, 1997 より）

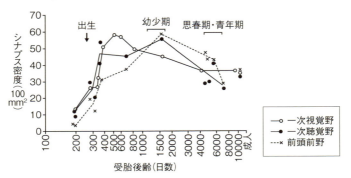

の研究によると、10歳頃がシナプス数のピークで、そこから刈り込みが進み、16歳ごろには成人と同じ程度のシナプス数に落ち着きます (Glantz et al., 2007)。

図2-8には、出生からのシナプスの数の変化と、神経発達症やさまざまな疾患との関係が示されています (Penzes et al., 2011)。**自閉症児**では、ピーク時のシナプス数も刈り込み後のシナプス数も、定型発達児より多くなっています。逆に**統合失調症**の患者は幼少期をピークにその後シナプス数が減少し、**アルツハイマー型認知症**の患者は成人後期（老年期）にシナプス数が大きく減少します。自閉症児のシナプス数が多くなっていることは、情報処理が混乱することもあれば、むしろ極端に優れていることもあるといった、自閉症の特性と関係があるかもしれません。

次に、**髄鞘化**の発達を見てみましょう。**図2-9**は、脊髄、脳幹、大脳の部位ごとの髄鞘化の開始時と終了時を示しています。脊髄の運動神経や脳幹の下小脳脚の髄鞘化は、胎児の時点で終了しています。脳幹から大脳にかけて髄鞘化の開始時期は遅くなり、前頭前野は髄鞘化の期間が長く、終了も遅いことがわかります。このように、脳の発達は後部から前部に向かって、つまり脳幹から大脳皮質へ、感覚野から運動野、前頭前野へと進行することがわかります。

図2-8 神経発達症や精神疾患における樹状突起シナプス数の発達的変化
（大隅，2017, p.129 より）

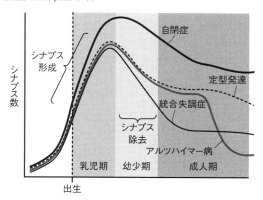

図 2-9 脳部位ごとにおける髄鞘化の時期 (乾, 2023, p.218 より)

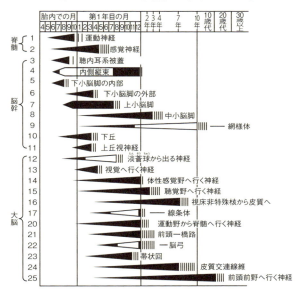

(3) 習い事に適した年齢は

　シナプスの刈り込みや髄鞘の形成の開始から終了までの時期は、脳部位ごとに異なっていました。このことから、例えば、子どもの習い事に適した年齢を考えることはできるでしょうか。聴覚野や運動野の発達の時期は、楽器演奏やスポーツの適切な開始時期と関係がありそうです。音楽やスポーツの世界で一流となるためには、早期教育が必要と考える人は多いかもしれません。

　確かに、絶対音感（外的な基準音がなくても音の高さを特定できる能力）は6歳を越えるとその習得が難しいという指摘があります（榊原, 2004）。研究においても、612人の音楽家や音楽学生のうち、4歳までに音楽トレーニングを開始した40%の人は絶対音感を有していましたが、6〜9歳で開始した人では9%にまで減少します（Baharllo, et al., 1998）。そしてこの4歳という年齢は、一次聴覚野のシナプスの刈り込みが始まる時期と対応します（図 2-7）。とはいえ、全体の612人のうち、絶対音階を有している人は15%であり、その習得の有無が音楽を上手になるための必要条件ではなさそうです。

34 第2章 脳はどのようにつくられていくのか?

　また、健康によく、命を守るためにも必要なので、子どもをスイミングスクールに入れようとする保護者は少なくないでしょう。スイミングの訓練を始めた時期と泳げるようになった時期との関係を調べた研究では、2歳代、3歳代、4歳代で習い始めても、泳ぎを習得できるのはすべて5歳の中頃であることが示されています（Blanskby et al., 1995）。**こうして見ていくと、楽器やスポーツのトレーニングの開始は、"できるだけ早いほうがよい"わけでもないことがわかります。**

　このような知見を参考にしながら、子どもの脳と身体の発達を見極めて、習い事を開始するとよいでしょう。しかし、子どもの特性や能力といった個性に加えて、親の思い入れもありますので、どう判断するのかは難しいところです。

(4) 幼少期の脳の高感受性期（臨界期）――動物の場合

　次に、動物の場合を見ていきましょう。生まれたばかりのひな鳥は、最初に出会った"動くもの"を母親だと認知し、その後を追う行動を示します。このような**刷り込み**（刻印づけ）が生じるためには、ふ化後のある一定の期間以内（1〜2日以内）に"動くもの"と出会う必要があり、その時期を**臨界期**とよんでいます。臨界期とは、脳の発達時期において環境刺激の効果が最もよく表れる時期のことです。

　この刷り込みの臨界期は不可逆的で強固なものだと考えられていましたが、山口らは**甲状腺ホルモンT3**の投与で刷り込み行動を操作することに成功しました（Yamaguch et al., 2012）。刷り込みが起きるときには甲状腺ホルモンT3が増加し、このホルモンを阻害すると刷り込みは起こりません。また、通常は産後4日目では刷り込みは起こりませんが、甲状腺ホルモンT3を脳内に投与すると刷り込みが生じ、それが1週間以上続きました。生後すぐに生じる臨界期の行動をホルモンの投与で制御できるという点で、この発見は非常に興味深いと言えます。

　脳による視覚の情報処理にも臨界期があります。ヒューベルとウィーゼルによる子ネコを対象にした有名な研究を紹介します。視覚野の神経細胞は右眼からの情報だけに反応する細胞と、左眼からの情報だけに反応する細胞のどちらかで構成されています。子ネコの右眼を眼帯で被った状態で育てると、視覚情

2　子どもの脳はどのように成長していくのか？　　35

報は左眼からだけ入力されるので、右眼の情報に反応していた細胞は少なくなり、左眼の情報に反応する細胞が増えます。また、縦縞ばかりの壁紙の部屋で育てると縦縞を認識できますが、横縞に反応する細胞が少なくなり、横縞を認識できなくなります。そのようなネコは（横縞と知覚される）階段をうまく上り下りできなくなるそうです (田中, 2000)。このように、環境刺激を制限したときの視覚野の変化は生後3〜4週齢で最も起こりやすく、生後15週齢を過ぎると起こらなくなります。

　では、ヒトにおいて脳の臨界期の変化を調べた研究はあるでしょうか。乳児や幼児に脳が変化するような刺激を与えることは、倫理的に問題がありますので研究すること自体が難しいです。しかし、過去に受けた経験によって脳がどのように変化したのかを調べた研究があり、次節ではそのような研究を紹介します。

🫐 まとめ

　生後から幼少期にかけてのヒトの脳は、驚異的なスピードで発達していきます。発達の指標であるシナプスの形成と刈り込み、軸索の髄鞘化は、脳幹や小脳から始まり、大脳へと移行していきます。大脳皮質においても、その発達は後頭葉から始まり、前方へと移行し、前頭前野では青年期まで続きます。幼少期には、脳の発達に応じた習い事をするとよいですが、個人差もあり、その見極めは難しいところです。動物にも脳の高感受性期があり、幼少期の経験はその後の行動に重要な影響を及ぼします。

虐待は脳をどのように変化させるのか？

　親から"しつけ"の名のもとに、日々叱責を受ける子どもがいるかもしれません。スポーツの名門校などで、"鍛錬"や"勝利"のために厳しい指導が行われていると耳にします。行き過ぎたしつけや指導を継続すると、幼少期や思春期の子どもの脳に悪い影響を与える可能性があります。この節では、環境から不適切な刺激を継続して受けることで生じる発達期の脳の変化を見ていきましょう。

(1) 虐待を受けた人の脳画像の研究

　幼少期から思春期にかけての脳が柔軟に変化する時期に、身体的・精神的な暴力を受けると、脳はどのように変化するでしょうか。友田らは、幼少期から思春期にかけてさまざまな**虐待**を受けた大学生の脳画像を測定するという一連の研究を行い、興味深い研究成果を報告しています（友田, 2017）。そこでは、虐待という語ではなく、**マルトリートメント**（不適切な養育法）という語が使われています。この語は、虐待ほど重篤でないが、不適切な刺激を子どもに与えることを意味します。例えば、暴言を浴びせる、激しい夫婦喧嘩（DV）を見せる、性的な描写を見せるなど、身体に直接触れない場合も含まれます。

　本書ではわかりやすいように、身体的虐待、精神的虐待、性的虐待という言葉を使いますが、虐待ほど重篤でない場合も含みます。これらの一連の研究において、**虐待レベルに達しない不適切な養育であっても、子どもの脳がネガティブに変化することが実証されています**（友田, 2017）。

(2) 体罰による脳の変化

　まず、体罰を受けた経験のある思春期の男女の脳の画像を検討した研究です。体罰は両親や養育者から、4〜15歳の間に年に12回以上で3年以上継続されたものが対象です。その内容は頬への平手打ち、ベルトなどでお尻をたたかれ

るというものでした。体罰を受けた子どもの脳を**核磁気共鳴画像法（MRI）**で測定し、**ボクセル単位法（VBM）**で脳の各部位の容積を解析し、体罰を受けたことのない人の脳と比較しました。

その結果、体罰を受けた参加者の右前頭前野の内側部や左前頭前野の背外側部の容積がそれぞれ14〜19％程度減少していました。**前頭前野**は記憶、感情の抑制、意志決定、社会性、実行機能などヒトの高次認知機能を担う部位でした（1章3節参照）。さらに集中力や共感性に関与する右前部帯状回の容積も17％程度減少していました。これらの部位が障害を受けると、うつ病を罹患する、実行機能が障害を受けるなど、快適な日常生活が送れなくなります。さらに、この体罰が最も強く影響を受けるのは6〜8歳の小学生低学年の時期でした。

（3）性的虐待による脳の変化

次に、性的虐待を受けた女性の脳にどのような変化があるかを調べた研究を紹介します。小児期に性的虐待を受けた女子大学生23人とその経験がない女子大学生14人の脳をfMRIで撮影し、VBM法で比較しました。その結果、性的虐待を受けた女子学生では**視覚野**の容積が減少していました。また、影響が大きかったのは顔の認知に関わる紡錘状回という部位で、虐待を受けていない群に比べて18％程度容積が小さくなっていました。さらに、11歳ごろまでに虐待を受けた学生に、その影響が大きいこともわかりました。この時期は、視覚野のシナプスの刈り込み（整頓）が完了に近づく時期です。また、影響を受けた脳部位は視覚野だけでなく、**海馬、脳梁、前頭前野**にも及んでいました。

さらに、性的虐待を受けた年齢によって悪影響を受ける脳部位が異なることもわかりました。記憶に関与する海馬では3〜5歳で、左右の脳をつないでいる脳梁では9〜10歳で、高次認知機能を担う前頭前野では14〜16歳で強い影響を受けます。このことは、虐待を受けた時期と悪影響を受けた脳部位の発達の時期とが一致している可能性を示唆します。これまで説明してきたように、発達が進んでいる時期とは、その部位でシナプスの刈り込みが行われている時期や、軸索に髄鞘が形成されている時期のことです。

（4）暴言や夫婦間 DV による脳の変化

　養育者から言葉の暴力を受けたり、養育者同士（夫婦間）の DV を見たりした子どもの脳はどのような影響を受けるでしょうか。18〜25 歳のアメリカ人の男女を対象に、18 歳までに暴言によって精神的な虐待を受けた経験のある 21 人とそうでない 19 人の脳を MRI で測定しました。その結果、暴言を受けたことのある人は、**聴覚野**の上側頭回の**灰白質**（細胞体が集まっている領域）の容積が暴言を受けてない人より 14% 程度大きいことがわかりました。暴言を受けたのに脳部位が大きくなるのはなぜでしょうか。この聴覚野への影響が見られたのは 4〜12 歳に暴言を受けた人であり、この時期は一次聴覚野のシナプスの刈り込みが行われる時期と一致します。つまり、聴覚野のシナプスの簡素化が抑制されたために灰白質が大きいままであった可能性が指摘できます。また、暴言を片方の親からよりも両親から、父親からよりも母親から受けるほうが脳へのダメージが大きいこともわかりました。母親の影響は悪い場合にも大きいことは衝撃的です。

　次に、子どもの頃に夫婦間 DV を目撃した人の脳の活動を測定しました。この研究でも 18〜25 歳のアメリカ人の男女が対象で、DV を目撃した 22 人と DV 経験のない 30 人の大脳皮質の容積が比較されました。その結果、視覚野の容積が 6 % 程度減少し、血流が 8% 程度増加していました。また、興味深いことに、**両親間の暴力行為を見るよりも言葉での激しい喧嘩に接したときのほうが、脳へのダメージが大きいこと**もわかっています。程度によるとは思いますが、嫌な聴覚刺激は嫌な視覚刺激よりも記憶に残るのかもしれません。

🫀 まとめ

　身体的・精神的・性的な虐待を受けることで、発達期の脳の発達は悪影響を受けます。そして、虐待を受けた時期に発達が進んでいる脳部位において、その影響は顕著になります。このことは、重篤な虐待によるものに留まらず、日常的な暴言や厳しい叱責によっても生じます。これらの知見を知ることは、家庭での適切な“しつけ”とは何か、教育場面での適切な“指導”とは何か、について考えるよい機会となるでしょう。言葉の暴力でも脳は悪影響を受けるのです！

4 ゲーム依存者の脳はどのように変化しているのか？

近年のデジタル機器の普及によって、いつでもどこでもゲーム、動画の閲覧、SNSの使用などが可能になりました。その結果、スマートフォンを1日中夜遅くまで使用してしまい、生活に支障をきたすことが起こります。自身による不適切な行動の継続もまた、脳を変化させます。この節では、依存的な行動を継続することで生じる脳の変化を見ていきます。

(1) ゲーム依存の若者の脳部位の変化

少し前までは大学の休憩時間にトランプをしている学生を見かけたものです。最近ではスマートフォンでカードゲームなどをしていて、便利になったなぁと感じます。昨今のデジタルデバイスによるゲームの進化は目覚ましいものがありますが、ゲームをすること自体に問題があるわけではありません。ゲームをすることで脳にポジティブな変化が見られることも報告されており、それについては次章（3章2節）で紹介します。ここでは、**ゲーム依存**になってしまった若者の脳の変化を見ていきます。

アメリカの精神医学会では、ゲーム依存を「**インターネットゲーム障害**」（以下、ゲーム障害）として精神疾患に分類し、その診断基準を作成しています。

ゲーム障害の若者の脳画像の解析を行ったレビュー研究において、**ゲームを長期間にわたって長時間プレイすることで、薬物中毒と似たような脳の変化が生じることが論じられています**（Weinstein et al., 2017）。ゲーム障害のあるプレイヤーは障害のないプレイヤーと比べて、意思決定、感情の調節、行動の抑制に関与する脳部位（背外側前頭前野、前部帯状皮質、眼窩前頭皮質など）の白質の密度が減少していました。白質とは神経細胞の軸索が集まっている領域のことです。また、報酬の追求に関与する腹側線条体の容積が増加していました。ゲーム障害のあるプレイヤーでは、ゲームの開始とともに前部帯状皮質や眼窩前頭皮質の活動が高まりますが、障害のないプレイヤーではそのような活動の高

40　第 2 章　脳はどのようにつくられていくのか？

まりは見られません。

(2) ゲーム依存の若者の脳部位ネットワークの変化

　最近の研究では、各脳部位の灰白質や白質の容積を測定することに加え、脳部位のネットワーク活動についても分析されています。脳部位間ネットワークの主要なものは、**安静時ネットワーク**と**実行系ネットワーク**でした（1 章参照）。ここでは、もう 1 つ**顕著性ネットワーク**が加わります（荒川, 2019）。顕著性ネットワークとは、島皮質と前部帯状皮質を結合するネットワークのことで、安静時から課題遂行時への切り替え時にはたらきます（1 章 4 節：**図 1-10** 参照）。

　ゲーム依存と診断された人は、安静時・実行機能・顕著性ネットワークのそれぞれの活動が、ゲーム依存でない人とは異なっていました（Mestre-Bach et al., 2023）。ゲーム依存の人の安静時ネットワークは、その結合が弱く、課題遂行時にも活動しているなど、依存していない人では起きない活動が生じていました（**図 2-10**）。ゲーム依存者にゲームの手がかりを与えると、実行系ネットワークの活動が高まることから、**ゲーム依存者はゲームに関する記憶が豊富なことや、仮想世界と現実世界を同一視している**可能性があります。顕著性ネットワークにおいては、ゲーム依存者では、そうでない人とは異なる脳部位の結合が

図 2-10　ゲーム依存の若者の脳部位ネットワークの変化

ゲーム依存の若者の脳	ネットワークの種類	ゲーム依存でない若者の脳
弱い	**安静時ネットワーク** リラックスしているとき、睡眠時にはたらく	正常
ゲームの手がかりで高まる	**実行機能ネットワーク** 集中して課題を解決しているときにはたらく	ゲームの手がかりで高まらない：正常
異なる脳部位の結合が強まっている	**顕著性ネットワーク** 安静時ネットワークと実行機能ネットワークとの切り替え時にはたらく	正常

4 ゲーム依存者の脳はどのように変化しているのか？　*41*

強まっており、リスク行動など認知機能の制御に影響していることも示唆されます（Mestre-Bach et al., 2023）。

💭まとめ

　ゲームをすること自体は、「楽しい作業」であり、よい側面もありますが、それをやり過ぎることよって日常生活にまで悪い影響が及ぶ場合は、"ゲーム依存"と言えるでしょう。パチンコや競馬を楽しんでいるうちはよいですが、生活に必要なお金までをつぎ込むようになると"ギャンブル依存"になってしまいます。ゲームを長期間にわたって継続することで、脳部位の活動やそれらのネットワークの結合が変化することは、必然的な結果と言えます。依存にならない程度にほどほどにゲームを楽しむためには、別の有意義で楽しい作業を見つけて、それらの行動に夢中になるとよいかもしれません。

42　第2章　脳はどのようにつくられていくのか？

付録資料　**脳の主な部位の機能**

●全体的な構造（図 1-8A）

大脳皮質	前頭葉、頭頂葉、側頭葉、後頭葉	よりよく生きるための、感覚・運動情報の処理および高次の認知機能
間脳	視床	感覚情報を大脳皮質へ、運動情報を脳幹や小脳へ伝える中継路
	視床下部	摂食、飲水、睡眠、生殖行動、内分泌系、自律神経系の中枢
脳幹	中脳、橋、延髄	意識と覚醒、呼吸、嚥下、平衡感覚、姿勢の維持、心臓血管系など生命維持に重要な中枢
小脳		運動の調整、平衡感覚、運動の計画など

●大脳皮質（図 1-8B）

前頭葉	前頭前野	記憶、社会性、情動制御、意思決定など高次認知機能
	運動野	随意的な運動
	補足運動野	運動の準備時
	ブローカ野	発話・文法処理
側頭葉	聴覚野	音の知覚
	ウェルニケ野	言語の理解
	紡錘状回	顔の認知
頭頂葉	体性感覚野	主に触覚
	頭頂連合野	空間認知や運動制御・認知など感覚・運動情報処理
後頭葉	一次視覚野	物体の静止、運動方向の視知覚

●皮質下領域（図 1-8C）

大脳辺縁系	海馬	記憶
	扁桃体	ネガティブな情動の生起
大脳基底核	背側線条体（尾状核、被殻）	習慣行動
	腹側線条体（側坐核など）	報酬系

第3章

行動を続けると脳は変化するのか?

—— 行動から脳を育む ——

　第2章では、脳がつくられていく過程を解説したうえで、虐待やゲーム依存などによる若者のネガティブな脳の変化について取り上げました。本章では、仕事、スポーツ、ゲーム、楽器演奏を継続したときに、脳がどのように変化するかを見ていきます。仕事やスポーツなどの趣味活動は、若者から壮年期や老年期まで幅広い世代の多くが、自ら望んで行うことです。そういうポジティブな行動を継続したとき脳はどう変化するか、そのような疑問に答える知見を紹介します。

　大人の脳は、子どものように柔軟ではありませんが、変化します。何年も同じ仕事や同じスポーツをしていると、その結果として、脳は変化していきます。さらに、仕事の能率がよくなる、その競技が上手になることで、自己効力感や充実感が得られるなど、心のはたらきにもよい影響を与えます。行動を積み重ねることは「脳」を育み、さらには、わたしたちの「心」を育むことにつながります。何歳になっても脳は変化するのです!

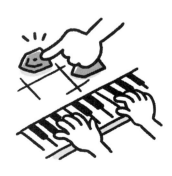

大人の脳も行動の継続で変化する！
──仕事・スポーツ・将棋・楽器演奏

(1) ロンドンのタクシー運転手

　子どもの脳は柔軟で変化しやすいことを前章で見てきましたが、大人になってからも脳は変化するでしょうか。この節では、数年間以上にわたる長期的な行動を継続することで、脳が構造的に変化することを明らかにした研究を紹介します。

　ロンドンで長い間タクシーを運転している人の**海馬**は普通の人よりも大きくなる、という有名な研究があります。ロンドンの町並みは細い道が入り組んでいて行き止まりも多く、慣れるまで上手に運転することは難しいと言われています。研究の参加者は、長年（平均14年間）タクシーの運転手をしている30歳代から60歳代の男性16名と、タクシーを運転しない健常な50名の男性でした。これらの参加者の脳をMRIで測定し、海馬の容積を解析しました。その結果、タクシーの運転手の後部海馬は普通の人より大きくなっており、逆に前部海馬は普通の人より小さくなっていました（図3-1）(Maguire et al., 2000)。

　海馬は空間認知や記憶に関与する脳部位です。**後部海馬**は過去に学習した空間情報を使用するときに必要であり、タクシー運転手でこの部位が大きくなっていることは、日常的に慣れた空間で記憶を駆使しているためと考えられます。一方で、**前部海馬**は新しい環境レイアウトを記憶するときに必要となります。この部位が小さくなってしまうことは、タクシー運転手は同じ空間内での行動は手慣れたものとなりますが、逆に新しい情報を覚えることは少ないためと解釈できます。専門家が自身の専門領域の情報処理をすばやく行うことができても、専門外の領域になると理解や記憶が難しくなることと似ているようです。

　この研究グループは追加の研究で、タクシーの運転手と、常に決まったルートを走るバスの運転手の脳構造の比較も行っています。その結果、タクシー運転手の後部海馬は、普通の人と比較したときと同様に、バス運転手より大きく、前部海馬は小さいことが示されました (Maguire et al., 2006)。このことから、「タク

図 3-1 タクシー運転手と健常な男性の海馬の容積の比較 (Maguire et al., 2000 をもとに作成)

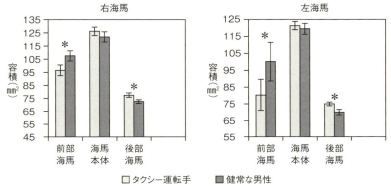

＊はタクシー運転手と健常な男性の脳の容積に違いがあることを示している。

シーの運転手の脳の変化は、運転時のストレスや運転そのものによるものではなく、複雑な空間情報の利用を継続した結果」と考えられます。

　これらの研究で示された脳の構造的な変化はどのようなものでしょうか。タクシー運転手の後部海馬では、**灰白質**とよばれる部分が大きくなっていました。灰白質とは神経細胞の細胞体が集まっている部位です（2章3節）。海馬では大人になっても神経細胞が増加します（5章3節）。また、脳の成長が終了した30歳以降に死滅する神経細胞は毎日10万個程度とも言われていますが、仕事で空間記憶を使いながら運転している人の海馬の神経細胞は、同じ年齢の人たちより生き残る細胞の数が多いかもしれません。さらには、日常的に使用されている神経細胞ではシナプスを形成する樹状突起の棘の数や軸索末端部の枝分かれの数が増え、神経細胞同士の結合が多く保たれます。これらによって、タクシー運転手の灰白質は大きいのでしょう。

　このような知見から、脳の部位は行動によって使用されると大きくなり、使用されないと小さくなると言えます。

　空間記憶を覚えるときには海馬が必要ですが、それが長期記憶に移行すると、海馬に加えて**大脳皮質**などの脳の幅広い領域で保持されると考えられています。最近の研究では、経験豊富なタクシー運転手の大脳皮質間（嗅内皮質や前部帯状回）の機能的結合は、車を運転しない人とは異なることが報告されています

46 第3章 行動を続けると脳は変化するのか？

(Peng et al., 2018)。この研究の参加者は平均年齢が40歳程度であることから、年齢を重ねてからでも、長い運転経験を積み重ねることで、特定の脳部位領域に変化が生じ、さらに脳部位間での**ネットワークの結合**も変化することがわかります。

　タクシー運転手に限らず、同じ仕事を繰り返し行う職人さん（例えば、アナウンサー、料理人、歌手、とび職人など）は、その仕事に必要とされる脳部位や脳機能ネットワークが、他の人と比べて異なるかもしれません。仕事の内容によって変化する脳の部位やネットワークへの興味は尽きません。

（2）バスケットボール選手

　バスケットボールは身体と脳をフル回転させるスポーツといえます。比較的せまい空間に味方と相手チームの5人ずつの選手が高い位置にあるゴールを狙って競技します。投げる、走る、跳ぶといった身体活動に加えて、シュート、ドリブル、パス、ディフェンスなどのスキル、さらに、時間制限が厳しいルールのもとでの相手選手との間合いや駆け引きなど、瞬時の判断力と対応力が要求されます。このバスケットボールを長年にわたってプレイしてきた大学生にも、脳の構造的な変化が認められています。

　これから紹介する研究は中国の研究グループによって行われたものです。参加者は、10～15年間（1日3時間を週に5日程度）継続して練習を行ってきた熟練のプレイヤーと、スポーツ初心者の学生21名ずつで、fMRIを用いて脳活動が測定されました。その結果、熟練者の左前島皮質、左下前頭回、左下頭頂小葉、右帯状皮質、右楔前部の灰白質が、初心者よりも大きくなっていました (Tan et al., 2017)。これらの部位の詳細な役割は省略しますが、重要なことは容積が増大した脳の部位が大脳皮質の左右前後に全体的に広がっていることです。これらの脳部位は、視覚・聴覚・体性感覚・運動感覚の統合、意思決定、実行機能と関係する脳部位で、バスケットボールに必要とされる幅広い能力と対応しています。

　さらに、同じ研究グループによって、バスケットボール熟練者の脳部位間のネットワークの分析が行われました。90の脳部位を選定し、その結びつきの強さを測定したところ、バスケットボール熟練者では、**視覚系ネットワーク、注**

1　大人の脳も行動の継続で変化する！　47

意系ネットワークに加え、**安静時ネットワーク**の結合が、初心者よりも強くなっていました (Pi et al. 2019)。運動すると脳全体が活性化しますので、スポーツの継続によって視覚系や注意系のネットワークが強まることは意外ではありません。しかし、安静時のネットワークが強まっているということは、興味深いといえるでしょう。**スポーツをすることで脳全体が活性化する一方で、安静時にはしっかりと休息できていることの表れかもしれません。**また、安静時ネットワークの脳内活動は精神的な健康とも関係が深く（1章4節）、スポーツの継続が心の健康によい影響を与えていると言えます。

　著者は楽しみながらサッカーやジョギングをしていますが、それをやっているときには身体は"きつい"です。しかし、シャワーを浴びて休憩した後に感じる爽快感は長時間継続します。運動の好き嫌いは人によって異なりますが、サッカー、野球、バレーボール、テニス、バトミントンなどの球技を学生時代から継続的に楽しんでいる人の脳は、そのスポーツに対応した脳のネットワークが形成されていそうです。一方で、陸上競技や水泳、体操などの個人競技を継続してきた人の脳の変化はどうでしょうか。今後の研究に期待しましょう。

（3）将棋の棋士

　身体全体を動かすスポーツとは異なりますが、日本独自のボードゲームである将棋もまた、脳をフル回転させます。将棋は自身の駒を使って相手の王将を詰ます（行き場所のない状態にする）ゲームです。プロ棋士は小学生のころから将棋のルールを覚え、強い大人を次々と負かしてきた天才たちが集まる棋士養成所でしのぎを削り、勝ち抜いた人たちです。20歳代の若い棋士でも1日に数時間以上を少なくとも10年間、継続して将棋をしているでしょう。

　このプロ棋士の脳活動を調べる研究が、理化学研究所によって行われました。これらの研究では、プロ棋士とアマチュア棋士各10数名を参加者として、将棋の局面を考慮中の脳活動がfMRIで測定されました。将棋は本来9×9マスの将棋盤で行われますが、実験には5×5マスの簡易的な将棋盤が使われました（**図3-2**）。将棋の序盤や終盤の局面を12秒間提示したとき、プロ棋士はアマチュア棋士よりも、頭頂葉にある楔前部の活動が高まっていました (Wan et al. 2011)。ある将棋の局面を考えるだけでも、プロ棋士の脳活動は独特な活動を示

すということです。

　将棋の最終盤の局面を部分的に取り出した練習問題に「詰め将棋」があります。プロ棋士が詰め将棋を8秒間考えているときには（**図3-3A**）、アマチュア棋士と比べて、前頭前野、運動野、楔前部など、前頭葉から頭頂葉にかけての広い範囲での脳活動が高まりました。

　興味深いことに、1秒間（！）で最善手を探すという課題になると（**図3-3B**）、大脳基底核の**尾状核**という部位の活動が高まります。これは熟達したプロ棋士の"直感"に関わる脳部位ではないかと考察されています。

図3-2 実験に使われた5×5マスの将棋盤と将棋の局面（Wan et al., 2011 をもとに作成）

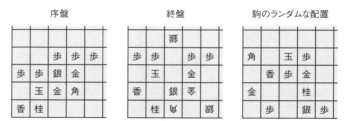

図3-3 次の一手課題（8秒課題と1秒課題）（Wan et al., 2011 をもとに作成）

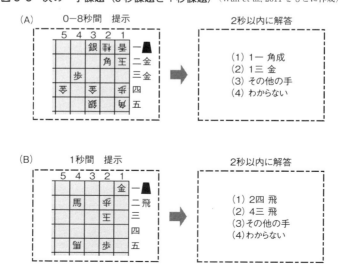

この尾状核と被殻は**背側線条体**もよばれ、ラットの研究では習慣化に関係する脳部位であることがわかっています (Jog et al., 1999)。この研究では、ラットは、T字型の迷路において音刺激の種類によって左右のいずれかに曲がった走路の先で餌が得られるという課題を経験します。課題中のラットの背側線条体のニューロンの活動を測定したところ、訓練の初期段階では曲がる直前の選択反応時に活動が大きくなりますが、訓練が進行して習慣的に行動ができるようになると、出発地点やゴール地点で活動が大きくなります（**図 3-4**）。

　学校の授業で最初は覚えるのに苦労した学習内容（**九九の暗記、漢字の読み書きなど**）も、**何度も繰り返すうちに習慣化されて意識しないでもできるようになります。そのようなときには背側線条体が優位に活動していると推測できます**。通常プロ棋士の対局は3-6時間の持ち時間があり、1日中かけて行われます。対局の度に難解な局面を繰り返し思考し続けると、初めての局面をほんの一瞬見ただけでも「重要なところに自然と指が動く」ようになるのかもしれ

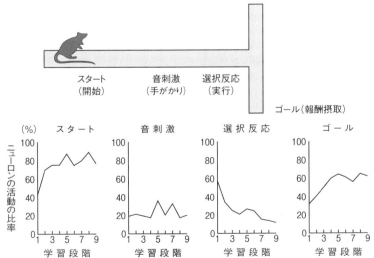

図 3-4　背側線条体の活動と習慣形成（岡田, 2015をもとに作成）

学習段階の前半では、選択反応時に背側線条体の活動が高まるが、
学習段階の後半では、スタート時やゴールでその活動が高まる。

ません。最近のテレビ将棋では、AIが形勢判断をしながら次の最善手を指摘していますので、見る側にとってはわかりやすく楽しみも増えましたが、棋士にとっては大変な時代だなと思います。

(4) ピアニスト

　世界で演奏活動を続けてきたピアニスト、フジコ・ヘミングの『ラ・カンパネラ』（リスト作曲）の演奏を知る人は多いでしょう。この曲は、10本の指をすばやく動かし、離れた鍵盤に正確に跳躍させ、指を広げたまま鍵盤を連打する、テクニック満載の曲です。彼女は90歳を超えてもなお、この難曲を数千人の聴衆を前に演奏していました。年齢相応といえる足の衰えに対して、手指の運動があまりにも機敏なことに驚愕します。そもそも、足の運動も手の運動も脳が指令を出しているので、手の運動のみが維持されるというのは不思議なことのように思えます。ピアニストの脳は特別なのでしょうか？

　古屋（2012）は、ピアニストの指がなぜあれほど速く動くのかという問いに対して、ピアニストとそうでない人の決定的な違いは「脳」にあると考えています。運動の司令塔は、大脳皮質の中心溝という縦に走る溝よりも前方に位置する**運動野**です（1章3節：**図1-8**参照）。運動野には、身体の各部分の運動を担う細胞が規則的に並んでいます。これは**体部位局在**とよばれ、ペンフィールドがヒトの運動野の体部位局在を調べたところ、上から順に、足指、足首、ひざ、しり、胴部、肩、ひじ、手首、手、小指から親指と配置されていて、**繊細な動きを伴う部分ほど大きな領域を占めています**（**図3-5**）。足の指に比べて、手の指の部位は非常に大きくなっています。つまり、**手の指を動かすための神経細胞は足の指よりも多いため、手の指のほうが足の指よりも速く器用に動かすことができるのです。**

　脳も筋肉と同様、鍛えると変化しますし、動かさないでいると衰退します。MRIの測定で、ピアニストの左手の指の動きを司る運動野の体積が、ピアニストでない人に比べて大きいことが報告されています（Li et al., 2010）。運動野のある大脳皮質だけでなく、小脳の体積も5％ほど大きいことも報告されています（Hutchinson et al., 2003）。

　では、ピアニストがすばやく複雑な指の動きをするときには、膨大な数の神

図 3-5 感覚野（左）と運動野（右）の体部位局在 (Penfield, 1932 をもとに作成)

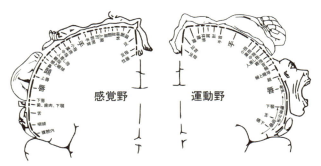

運動野にも感覚野にも身体の上下を逆転したような順に機能が局在している。
特に手指が大きく描かれ、担当する皮質領域が大きいことがわかる。

経細胞が活動しているのでしょうか？　これが予想に反して、ピアニストのほうがそうでない人よりも、同じ指の動きをしているときに活動している神経細胞が少ないという結果が報告されています (Jäncke et al., 2000)。より複雑な運動を担っている前補足運動野や運動前野といった**高次運動野**も、ピアニストのほうがそうでない人よりも活性が低かったのです。ピアニストのすばやく複雑な指の動きは、これらの脳領域の活動量とは必ずしも相関しないということです。ということは、ピアニストは脳に負担をかけずに演奏を行っている、もしくは脳のはたらき方が効率よくなっているのかもしれません。

　この推測の根拠として、脳の効率性について考えてみましょう。脳の効率性は電気信号の伝わりやすさに現れます。神経細胞はひとつでは何のはたらきもできませんが、複数の神経細胞が手をつなぐことで、情報を伝達し、情報処理することができます。電気信号は1つの神経細胞に1本ある**軸索**を伝っていきます。この軸索が**髄鞘**に包まれていると、高速で信号を伝えることができます。髄鞘は20歳ごろまで増えていきます（2章2節参照）。ピアノの練習量と髄鞘の発達を調べた研究では、11歳までは練習すればするほど、髄鞘が発達することがわかりました (Bengtsson, 2005)。つまり、**練習によって脳の伝達スピードが高まっていくのです**。この研究では、**残念ながら12歳以降は練習しても髄鞘は増えません**。いっとき大人のピアノ教室が流行しました。上達を待たずに断念した人も少なくないでしょう。小さい子は1週間ですらすら弾けるようになる

曲も、大人では数年かかる場合もあります。神経細胞の伝達スピードが遅いので、しかたありません。薬指と小指に力が入らない、右と左が同時につられて動いてしまう、楽譜を見てからじっくり考えないと指が動かないなど、大人のピアノは忍耐との闘いです。しかし、**大人になっても練習をすると、脳の神経細胞が増える**ことがわかっています (Draganski, 2004)。時間はかかっても努力をすれば徐々に上達します。あきらめずに続けましょう。

　神経細胞の数や伝達スピードだけでなく、ピアニストの脳には、複数の領域に特殊な回路が形成されています。まず、耳と指をつなぐ回路です。YouTuber としても活躍するポップピアニストの「はらみちゃん」は、どんな曲でも耳で聴いて、即興で演奏することができます。"耳コピ"と言われている技です。同時に作曲までしてしまいますが、それはおいておくとして、なぜ耳コピができるのでしょうか。通常、音を聴くと側頭部にある**聴覚野**の神経細胞が活動します。しかし、ピアニストはピアノの音を聴くと、聴覚野の神経細胞だけでなく、指を動かす**運動野**の神経細胞も同時に活動します (Bangert et al., 2006)。ピアノのコンサートを聴きにいくと、聴衆のなかに、音に合わせて指を動かしている人を見かけることがあります。音の情報が自動的に指の運動情報に置き換えられているためです。耳コピできる人は、耳と指をつなぐ聴覚野と運動野の強固な回路が形成され、音楽を聴くと自ずと身体が反応するようになっているのでしょう。また別の特殊な回路として、目と指をつなぐ回路も形成されます。ピアニストは楽譜を読むのがとても速いです。初見演奏と言いますが、はじめて見た楽譜でも、即興で弾くことができます。これは生まれもった特技ではなく、トレーニングの成果です。楽譜を見ながら、正確に打鍵するトレーニングを行うと、頭頂葉の脳活動が高まります。この部位は空間情報を動きに変換する脳領域とされています。**この回路を強化すると、音符の位置という視覚情報から、どの場所に指をもっていけばよいかという運動情報をすばやく判断できるようになります。**

　以上のように、ピアノの演奏は脳の複数の領域の連携を要する複雑な運動ですが、趣味でピアノを楽しむ人も多いように、ピアニストでなくても練習を重ねていくと好みの楽曲を覚えて演奏できるようになります。好みの曲はそうでない曲よりも習得が速く、記憶にも残ります。練習の初期段階では、1つ1つ

の動作を意識に上らせながら行う**宣言記憶**を作り上げていきますが、その記憶は徐々に自動的に運動が生じる**手続き記憶**へと変わっていきます（**図 6-7** 参照）。この手続き記憶は自転車の運転と同じように強固に保たれます。ピアノの発表会で緊張して頭が真っ白になっても、指だけが勝手に動いているという経験のある人もいるでしょう。練習によって、指の運動の記憶が、メロディーという聴覚情報や譜面に示された視覚情報とともに貯蔵され、複数の強固な回路が形成されたと考えられます。そのため、何度も練習した好みの曲であれば、思い出そうとして指を動かすのではなく、メロディーをイメージするだけで、自然に指が動くという状態が作られるのです。このように考えると、フジコ・ヘミングが意識混濁するなかで人生最後に奏でたのは、幼いころから親しんできた『ピアノソナタ第 11 番トルコ行進曲付き』（モーツァルト作曲）だったことに納得できます。

💙 **まとめ**

　タクシーの運転、スポーツ、将棋、楽器の演奏を長年継続することで、大人になってからも脳部位の大きさや脳部位ネットワークの結合が変化します。これらに共通するのは、行動を長期間にわたって積み重ねることで、脳の変化が起きるという点です。あなたに長い間継続している仕事や趣味があるなら、脳部位やそのネットワークが独特なものに変化していることでしょう。スポーツ、将棋、楽器の演奏は幼少から始めると上手になると言われていますが、大人になってから始めても上達します。自身の脳には、どのような特徴があるのかを考えてみることも興味深いですね。

2 短期間の行動の継続でも脳は変化するのか？

前節では数年間にわたる長期的な行動の継続によって、脳が変化することを見てきました。この節では比較的短期間（6 週間から半年間）の行動の継続でも脳や心のはたらきが変化するという研究を紹介します。

(1) 運動による脳の変化

運動をすることが身体や心のはたらきによい影響を与えることは、これまで多くの研究で報告されており、一般向けの書籍によっても紹介されています (切池, 2020；ハンセン, 2022)。それらの研究で実施されている運動を大きく分類すると、**無酸素運動**（全力走など激しい運動）、**有酸素運動**（ウォーキングなどの軽い運動）、**筋力トレーニング**となります。これらの運動のなかでも、子どもからシニア世代まで幅広く実施可能な有酸素運動が脳に与える影響を調べた研究を見ていきましょう。

ブラジルの研究グループは、2019 年〜 2020 年にかけて、動物とヒトそれぞれにおいて「運動」と「脳の可塑性」をキーワードとする 1 万 2000 件余りの研究を精査して体系的に検討しました (Fernandes et al., 2020)。複数の脳部位で脳の変化が生じている、運動した群と運動していない群で比較している、など厳しい基準を満たした 21 件の研究が選定され、そのうちヒトを対象としたものは 6 件ありました。これらの研究結果では、動物においてもヒトにおいても、運動を実施すると、実施しなかった場合に比べて脳内の神経栄養因子が増加すること、大脳皮質、海馬、大脳基底核、小脳の**白質**や**灰白質**の容量が増加することが示されています。これまでにも見てきたように、灰白質の増加は神経細胞の樹状突起の棘が多くなりシナプスが増えること、白質の増加は軸索と髄鞘が成熟すること、によるものです。

また、ヒトの研究においては、若者（18〜35 歳）よりもシニア世代（60〜70 歳代）で、運動による脳への良好な効果が大きいです。運動期間は短いもので

は、毎日 30 分間を 6 週間継続する (Ji et al., 2018)、50 分間を週 2 回、12 週間継続する (Rogge et al., 2018) というもので、長いものでは、90 分間を週 2 回、6〜18 ヵ月間継続するというものでした (Rehfeld et al., 2018; Müller et al. 2017)。**興味深いことに、ストレッチ、筋力トレーニング、サイクリングといったふだんよく行われる有酸素運動よりも、"ダンス" をすることが、シニア世代の脳には良好な効果をもたらすようです** (Rehfeld et al., 2018; Müller et al. 2017)。

　研究で用いられたダンスはプログラム化されており、ラインダンス、ジャズダンス、ロックンロールダンス、スクエアダンスが 4 回ごとに交代で実施されました。ダンスには振り付けを覚える、音楽に合わせて踊る、グループで実施するなど、ジョギングなどとは異なる側面があります。筋力トレーニングや室内サイクリングを楽しめる人もいる一方で、退屈だと思う人も少なくありません。それに比べるとグループで踊るダンスはシニア世代にとって「楽しい」ものなのでしょう。振り付けを覚えることも認知機能によい影響を与えているかもしれません。同じ運動量だとしても、振り付けを覚えながら皆で楽しんで行うことが、脳にも心にもよい影響を与えると推察できます。また、健康な若者（18 〜 35 歳）は、仕事やプライベートで身体を動かす機会は多いため、運動介入の効果が見えにくいのかもしれません。

　さらに、運動が脳内のネットワークの結びつきの強さに与える影響を調べた研究では、健常なデスクワーカーや健常なシニア世代（64〜78 歳）が週 2〜3 回の運動を 4〜6 ヵ月間継続すると、運動をしない条件に比べて海馬を含むネットワークの結合が強くなっていました (Flodin et al., 2017; Tozzi et al., 2016)。他の研究でも、運動によって**安静時ネットワーク**や**小脳内ネットワーク**の結合が強くなることが示されています (Won et al., 2022)。

　また、運動の継続は脳に変化をもたらすだけでなく、「こころの状態」にもよい効果をもたらします。運動はうつ病患者やアルツハイマー型の認知症患者の治療にも有効であり、統合失調症患者の生活の質向上にもよい影響を与えます (Zhang et al., 2022, Dauwan et al., 2021)。加えて、運動は高齢者の認知症の予防にもなりますし (Northey et al., 2018)、こども（8〜14 歳）においてもスポーツを行うことは、注意、思考、言語、学習、記憶などの認知機能や情動機能によい影響を与えます (Bidzan-Bluma & Lipowska, 2018)。

56 第3章 行動を続けると脳は変化するのか？

　前節で紹介した脳の変化は、10年程度の行動の継続によるもので、職業や趣味を継続した結果として生じたものです。もし、脳を変化させるという目的で、今から目標を立てて行動するとなると、さすがに気が遠くなる長さです。しかし、この節で示したように**30〜50分程度の低い強度の運動を週に2〜3度、3〜4ヵ月程度継続すること**ならば、脳や心のポジティブな変化をめざして、トライしてみようと思えます。ここで紹介したダンスの知見からも、大人になってからのスポーツは、勝つことや競うことよりも、"楽しむことが健康の増進につながる"という側面を重視するとよいでしょう。

(2) 瞑想（マインドフルネス）による脳の変化

　運動は人によって好き嫌いがありますし、適した場所や服装も必要になります。しかし、**瞑想**はいつでもどこでも行うことができ、運動と同様に、脳や心によい影響があることがわかっています。**マインドフルネス瞑想法**は**第3世代の認知行動療法**とよばれ、アメリカの有名企業でも社員の能力向上のために取り入れられています。楽に座った姿勢で「今この瞬間の心や身体」に集中し、自身が感じる"あるがまま"を受け入れるように瞑想するというものです。身体の力を抜きながら呼吸に注意を集中する弛緩法と呼吸法が合わさったような訓練法です。1回に要する時間は10分間から1時間程度までさまざまですが、方法の詳細は専門書を参考にしてください。6〜8週間の瞑想プログラムを実施することで、脳や心の状態にポジティブな変化が起こることが実証されています。

　最初に、小学6年生を対象とした研究を紹介します。講師の指導のもと、学校でマインドフルネス訓練を1回あたり5〜15分間行いました。この訓練は各授業で行われ、1日に45分間を週に4回で8週間継続し、合計24時間に及びました。その結果、安静時ネットワークの活動と実行機能の中枢である右背外側前頭前野の活動に負の相関（互いの活動が逆方向にはたらく関係）が認められました。これは大人では一般的に認められる関係性です。また、このような脳領域間の負の相関は訓練をしない対照条件では認められませんでした。これらの結果は、小学生に行ったマインドフルネス訓練で脳の**可塑性**が示された初めての知見です（Bauer et al., 2020）。

マインドフルネス訓練は、大学生においても有効です。30分間の訓練を2週間、合計5時間行ったところ、前頭前野、側頭極、後頭回、島皮質、尾状核や小脳など、広い範囲の脳部位で機能的結合が強まっていました（Tang et al., 2017）。30分間の瞑想をたった2週間継続するだけで脳に変化が生じることは驚きです。これらの脳部位の結合は、注意、認知・情動処理、意識・感覚統合、報酬の予測などに関与しています。

シニア世代においてもマインドフルネス訓練は有効です。軽度の認知障害の高齢者27名（60〜85歳）が、45分間の訓練を週1回で12週間行い、その後6ヵ月間は月1回の訓練を継続しました。その結果、右前頭極の厚みが増加する一方で、左前帯状回の厚みが減少し、ワーキングメモリの容量と分割注意（複数のことに同時に集中できる能力）の機能に向上が認められました（Yu et al., 2021）。訓練の継続が脳の変化をもたらし、認知機能も改善されたと言えます。睡眠障害のある高齢者6名（58〜75歳）が、2時間のマインドフルネス訓練を週1回、6セッション行った結果、楔前部で有意な灰白質の増加が確認され、安静時のネットワークも変化していました（Kurth et al., 2014）。**これらの結果は、シニア世代の認知症患者や睡眠障害者においても、マインドフルネス訓練をすることによって、脳に可塑的な変化が生じ、良好な効果が得られることを示しています。**

（3）将棋による脳の変化

第1節で、将棋のプロ棋士の脳の活動を紹介しました。ここでは将棋の初心者が比較的短期間将棋をすることによって、脳内にどのような変化が起きるかを検討した研究を紹介します。

参加者は男子大学生20名で、将棋の対局を毎日40分程度15週間行い、そのトレーニングの初期（2〜3週目）と後期（14〜15週目）に、fMRIで脳活動を測定しました。トレーニング時に対局した相手は、参加者と同程度の強さの人やコンピューターでした。課題は5×5マスのミニ将棋盤において問題の盤面が2秒間提示され、3秒以内に4つの指し手から適切なものを選択するという課題でした（**図3-6**）。

訓練初期では、参加者の**大脳皮質**の活動が高まりましたが、訓練後期では**尾**

図3-6　5×5マスのミニ将棋盤における次の一手選択課題 (Wan et al., 2012 をもとに作成)

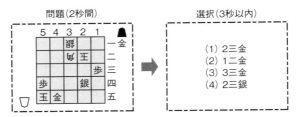

状核の活動が高まりました (Wan et al., 2012)。尾状核はプロ棋士が1秒間で直感的に指し手を決めるときに活動した脳部位です。これらの結果から、将棋の初心者でも15週間の将棋の経験により、脳活動が高まる部位が変化すること、初心者とプロ棋士とで同じ脳部位の活性が高まることわかりました。将棋の初心者とプロ棋士との棋力の差は歴然としたものがありますので、同じ尾状核の活動が高まることは意外な気もします。問題となる局面の難易度が高くなると、直感で正しく指すことも難しくなりますので、プロ棋士と経験の浅い人とで、脳の活動部位は異なってくるかもしれません。もしそうだとしても、15週間程度の将棋をすることよって脳の活動部位が（プロ棋士と同様に）変化することはすごいと言えます。**将棋の思考で見られるような脳の変化は、英語や国語の読解力、数学の解法力などの学業の思考においてもあてはまりそうです。**

(4) ゲームによる脳の変化

2章において、ゲーム依存症の若者の脳の変化を紹介しました。ビデオゲームやオンラインゲームは、それをすること自体が脳に悪影響を与えるわけでなく、やり過ぎることが依存を引き起こし、日常生活に支障をきたすことが問題でした。ここでは、ゲームを適切に行うことで、脳にポジティブな変化をもたらすことを示した研究を紹介します。

ドイツの若者（平均25歳程度、男女48名）を対象に行われた研究で、ゲームには「スーパーマリオ64」が用いられました。若い頃に「スーパーマリオブラザーズ」で遊んだ経験があり、懐かしく感じます。この「スーパーマリオ64」は、空間内を移動し、パズルを解いたり、敵を倒したりしながら、より高

いレベルに到達するという冒険ストラテジーゲームと紹介されています。この
ゲームの経験のない人が参加者として選ばれ、ルールの説明を受けて、1日30
分以上2ヵ月間プレイしました。その後MRIによる脳測定が行われ、ゲーム
をしなかった参加者の脳活動と比較されました。その結果、ゲーム参加者の右
海馬、背外側前頭前野、両側の小脳の灰白質は、ゲームをしなかった参加者と
比べて増加していました (Kühn et al., 2014)。これらの脳部位は空間ナビゲーショ
ン、プランニング、ワーキングメモリ、運動パフォーマンスに関わる部位です。
また、ゲームへの欲求が高いほど、脳部位の灰白質が増加していました。ゲー
ムへの欲求が高いのは、楽しんでゲームをしている状態と言えそうです。この
ような知見より、その行動をしているときの取り組み方、例えば、楽しく主体
的にしているのか、受動的にしているのかによっても脳の変化には違いがある
と言えます。

　ゲーム遂行は若者の脳だけでなく、シニア世代の脳にもよい影響を与えます。
60歳以上の40名を対象に、ゲームプレイ群とゲームしない群に分け、ゲーム
群には6ヵ月間（1週間に合計2時間以上）ビデオゲームを行ってもらいまし
た。そして実験では、注意機能と実行機能が必要な課題（フランカー課題）を
行っているときに、参加者の脳活動をfMRIで測定しました。その結果、ゲー
ム群のフランカー課題の成績はゲームをしなかった群よりも優れており、**前頭
葉–頭頂葉領域**（右背外側前頭前野や右楔前部など）で活性が高まっていまし
た (Wan et al., 2017)。この結果は、高齢者においてもゲームを継続して行うと実行
機能が高まり、それに関与する脳活動も高まることを示しています。しかし、
ゲーム群の若者で見られたような灰白質の容量の増加はシニア世代では認めら
れませんでした。ゲームによる若者の脳の変化とシニア世代の脳の変化は少し
異なるようです。このような若者とシニア世代のゲームによる脳の変化の違い
は、複雑なスキル修得を必要とするゲーム経験後にも見られています (Kovbasiuk
et al. 2022)。

　ゲームにはさまざまな種類があり、それぞれ活性化される脳部位は異なりま
す。ボタンを動かすために必要な運動野や、画面を見るために必要な視覚野は
共通して活性化します。では、高次の認知機能に関わる**前頭前野**はどのような
ゲームをすることで活動するでしょうか。シューティング系のアクションゲー

ムでは、前頭前野の活性はほとんど見られない一方で、リズムアクション系の
ゲームでは前頭前野は大きく活動します（泰羅, 2002）。また、麻雀ゲーム、カー
レース、リズムアクションゲームでは、共通して活動する脳部位に加えて、各
ゲームで特異的に活動する脳部位があります（斉藤, 2006）。**ほどよくゲームをす
ることは気分転換にもなり、脳にもよい影響があります。むやみに禁止するよ
りも、どのように使用するかを考えて遊ぶとよいでしょう。何事もやり過ぎが
よくないことはゲームに限ったことではありません。**

> 💙 **まとめ**
>
> 　２〜３ヵ月程度の比較的短期間の行動の継続によっても、子どもからシ
> ニア世代までの脳は変化します。ジョギングなどの有酸素運動、マインド
> フルネス瞑想、将棋、ゲームなど手軽に行える行動で、脳部位の活動や脳
> 部位ネットワークの変化が認められます。受験勉強や資格の勉強、部活動
> でも、１年間ほど行動を継続すれば、その行動に応じて脳が変化している
> ことでしょう。また、継続する行動を能動的に楽しんで行うのか、人に言
> われて受動的に行うのかで、脳の変化は異なるかもしれません。楽しめる
> ような工夫をしながら、行動を継続していきましょう！

第4章

長く続けるためには どうすればよいか?

——継続し達成するための心の整え方——

　第3章では、子どもからシニア世代までの幅広い年代において、行動を継続することで脳が変化し、心も変化することを見てきました。このことは、とても興味深いですが、これらの知見に触れる以前から、私たちは行動の継続がよい結果をもたらすことを知っています。例えば、勉強を続けると知識量は増えますし、トレーニングを積むことで運動パフォーマンスは高くなります。何かできるようなるためには、「やり始めて継続する」ことが必要です。一方で、やると決めた行動を続けることが非常に難しいことも身に沁みてわかっています。勉強中についついスマートフォンを触ってしまいますし、休日に運動しようと決めてもなかなか続きません。

　やると決めた行動を続けるためには、どのように心を整えればよいでしょうか。また、どのようなやり方で行動を継続すれば、目標に近づけるでしょうか。このような問いに対する明確な答えはありませんが、一緒に考えていくことはできます。この章では、目標を立てる方法、行動を継続する方法、能率的な学習の方法について紹介します。「やればできる」を唱えるよりも、「どうすれば続けられるのか」を考えていきましょう。

無理や我慢をせずに行動を始めよう！

(1) なぜ行動が継続しないのか

　これまでに数年から数十年の行動の継続が、脳の構造的・機能的な変化をもたらすこと、6週間から半年間の行動の継続でも脳が変化することを見てきました。それは、英語の文章を読むこと、プレゼンテーションをすることなどの学業や仕事のレベルから、自転車に乗る、ドリブルシュートが入るといった運動スキルのレベルまで、一貫しています。何かの知識が豊富な人、何かができるようになった人には共通して、その行動を"積み重ねてきた"事実があるはずです。「やればできるようになる」ことは理解しやすいです。しかし、「どうすれば行動を継続できるか」という問いは、誰もが生活のさまざまな場面で出会う難題です。

　「やればできるのに、どうしてやらないのか」を突き詰めていくと、いくつかの理由が考えられます。その大きなものとしては、**未来のために必要な行動をするよりも、いま快適なことを維持してしまうことが挙げられます**。階段を使うほうが健康によいことはわかっていてもエレベータを使用したり、健康によくないのに食べ過ぎたり飲み過ぎたりしてしまうことは、日常的に経験しています。このことは、未来の報酬は現在の報酬よりも価値が小さくなるという**遅延価値割引**でも説明できます。何年か先の健康状態よりも、いま美味しいものを食べることのほうが魅力的ですし、1年後の試験のための今日の勉強よりも、友だちと遊びに行くほうが楽しいものです。

　もう1つは、継続しようとする行動それ自体に「おもしろくない・きつい」側面がある点です。1日少しずつ単語を覚えようとしても、退屈になって、ついついスマートフォンを触ってしまいます。ジョギングや筋トレはきつい側面もありますので、できない理由を探してしまいます。**継続したい行動は、ついついしてしまうような行動ではなく、慣れないうちは少し"きつく感じる楽しくない作業"だとも言えます**。このことは、学業や仕事、筋トレ、ジョギング、

1 無理や我慢をせずに行動を始めよう！ 63

楽器演奏の練習、ダイエットなど、多くのものにあてはまります。入学試験や資格試験の合格体験記などでは、「しっかりと目標を定め、強い気持ちをもって我慢強く頑張ることで夢はかなう」というようなアドバイスが定番になっています。このような体験記を読むと最初は頑張ろうと思いますが、継続できなくなると自分の「意志の弱さ」や「我慢が足りない」せいだと思って落ち込みます。

　では、どうすれば、やる必要はあるが「あまり楽しくない」行動を継続できるでしょうか。その答えを持ち合わせているわけではありませんが、ヒントは提示できるかもしれませんので、一緒に考えていきましょう。

(2) まず目標をたてよう

　何のためにその行動をするのかを考えることはとても重要です。行動を継続するためには、将来なりたい自分を設計しながら、目標をたて、その目標に適した継続すべき行動を決めます。「健康のために毎朝散歩をする」や「他人の話を否定せずに聴く」などは、明確な目標を設定しなくてもよい習慣として行動を継続することができそうです。しかし、「受験や資格試験に合格する」ことが目標ならば、それに適した勉強を継続する必要がありますし、「部活の試合でレギュラーになる」ことが目標であるなら、それに応じたトレーニングを続ける必要があるでしょう。「会社全体の業績を上げる」「部活のチームで全国優勝する」といった集団での目標についても同様です。

　では、どのように目標をたてるとよいのでしょうか。3つのポイントを挙げてみましたので、1つずつ見ていきましょう。

---

①目標を段階に分けて具体的にたてる
②自分より大きな目標をたてる
③自分に適した目標をたてる

---

①目標を段階に分けて具体的にたてる

　目標が抽象的だと、継続する行動を決めることが難しくなりますので、目標は具体的なほうがよいです。目標の立て方については、原田（2017）のオープ

ンウインドウ 64 の方法を参考にするとよいでしょう（**図 4-1**）。この著書では、目標の具体例として、「プロ野球の球団からドラフト1位で指名される：高校生」「中学校の部活の全国大会で優勝する：顧問の先生」「学校のいじめをゼロにする：校長先生」などが挙げられています。まず3×3の9マスのマトリクスを作り、**最終目標**（テーマ目標）を決めて、その中央のマスに入れます。そして、そのテーマを達成するために必要なことを周りの8マスに埋めていきます。これらが**基礎思考**の8つの目標となります。この後、これらの8つの基礎思考を実現するために、各基礎思考を3×3の9マスの中央に入れ、その周りにそれを達成するために必要なことを書き出します。これが**実践思考**の8つの小目標となります。基礎思考の目標は8つあるので、1つのテーマ（大目標）について合計64個の実践思考（小さい目標）ができることになります（**図4-2**）。

　このように1つの最終目標と向き合いながら、必要なことを細かく書き出していくことは、「目標達成のためにどのような具体的な行動が必要なのか」を見つけ出すためのよい方法です。64マスをすべて埋めるにはかなり時間がかかりますが、少しずつでよいでしょうし、基礎思考も実践思考も加筆・修正しながら進めていけばよいでしょう。最終目標は、半年後から長くても2～3年後に達成したい目標です。この目標から逆算して、1週間の目標や今日やるべきこと、毎日継続すべきこと、を決めていくことになります。

図 4-1　オープンウインドウ 64 の「テーマ」（原田，2017，p.102，113 をもとに作成）

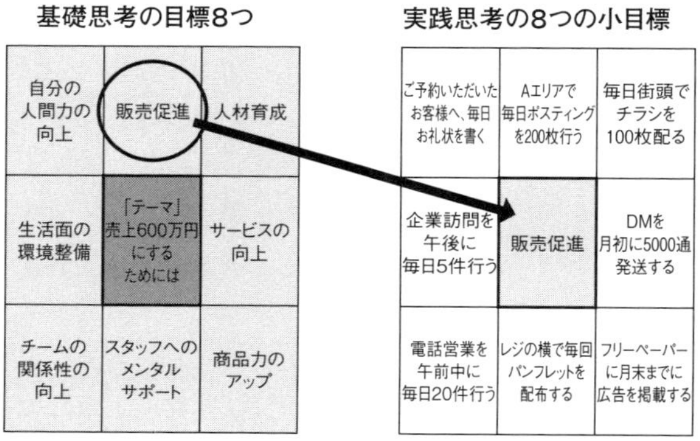

基礎思考の目標8つ

自分の人間力の向上	販売促進	人材育成
生活面の環境整備	「テーマ」売上600万円にするためには	サービスの向上
チームの関係性の向上	スタッフへのメンタルサポート	商品力のアップ

実践思考の8つの小目標

ご予約いただいたお客様へ、毎日お礼状を書く	Aエリアで毎日ポスティングを200枚行う	毎日街頭でチラシを100枚配る
企業訪問を午後に毎日5件行う	販売促進	DMを月初に5000通発送する
電話営業を午前中に毎日20件行う	レジの横で毎回パンフレットを配布する	フリーペーパーに月末までに広告を掲載する

図 4-2　オープンウインドウ 64 の書き方 (原田，2017, p.97 をもとに作成)

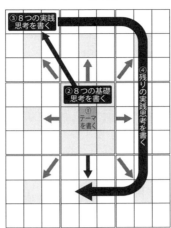

　このとき、20 年後ぐらいの将来の大きな目標をたてておくことも有効です。それは、「家族を作って幸せに暮らす」「海外を飛び回る世界的な企業人・研究者になる」といった抽象的なものになりそうですが、今日やると決めた行動を継続する指針となりますし、モチベーションの維持にもつながります。

②自分より大きな目標をたてる

　自分よりも大きな目標とは、自分の利益のためだけの目標ではなく、社会やコミュニティに貢献するような目標のことです (マクゴニガル，2015)。自己超越的な目標とも言えるでしょう。前述した大目標や小目標 (基礎思考や実践思考) は自分のための目標であって、20～30 代のうちはこのような目標だけでもやっていけそうです。しかし、年齢を重ねると自分のために頑張ることはほどほどになり、誰かのために頑張ろうと思えるようになってきます。それは自分の家族に対してかもしれませんし、不遇・不自由な状態にある人に対してかもしれません。自分より大きな目標は、達成することのない、終わりのないものかもしれませんが、自身の生活の大きなモチベーションになることは想像できます。

　他人の利益になる行動を**利他行動**とよびますが、ヒトはチンパンジーなど他の動物とは異なり、自発的に利他行動を行います (10 章 1 節)。利他行動その

ものがヒトにとっては快適な行動であるでしょうし、利他行動をした後に、感謝されたり、称賛されたりする場合もあり、結果として自身の自己実現となっていくのかもしれません。

若いうちは（年をとっても！）、道に迷って、失敗を繰り返して、それが"よい経験"となっていきます。行動を継続して目標が達成した場合も、達成できなかった場合も、日々の生活は進んでいきますので、また新しい行動を決めて歩き出すようになります。そのときに、大きな目標をもっていると、新しく歩き出す道の方向が定めやくなります。高い山にはルートが豊富にあるので、どの方向からでも登っていけるという感じでしょうか。**直近の目標をたてることに加えて、自分のための大きな目標、自分よりも大きな目標をもっておくことは、柔軟ながらもぶれない自分を育むためにプラスにはたらくと思います。**

③自分に適した目標をたてる

自分に合う目標をたてることはあたりまえのようですが、難しいことです。人にはそれぞれ得意なものと苦手なもの、好きなことと嫌いなことがあります。生まれながらの気質や性格と生活経験によって培われてきた「**価値観**」も人それぞれです。目標やめざす方向は、自身の興味のあることに偏る傾向がありますが、それで仕事を見つけようとすると難しい場合があります（八木, 2020）。

例えば、大学生までサッカーを継続してやってきたが、プロ選手になるのは難しく、スポーツショップで働きたいと考えたとします。しかし、仕事内容はスポーツ用品をどのようにして売るかという営業職なので、その職種になじめないということが起こります（八木, 2020）。一方で、得意なことと価値観の方向

図 4-3 本当にやりたいことは、大事なこと、得意なこと、好きなこと、から考えるとよい（八木, 2020, p.51 より）

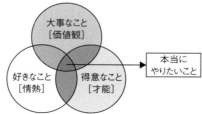

性が似ていれば、それを仕事とすることに違和感は少ないでしょう（**図 4-3**）。

　人の悩み事を聴くことや世話をすることが苦手ではなく、他人の問題を解決してあげたいとついつい思ってしまう人は支援職に向いているでしょう。新しいことに挑戦したい、誰も知らないことを明らかにしたいという人は研究者に向くかもしれません。自分の長所・短所を分析するような自己理解は就職活動のときに行うでしょうが、自分の目標を定めるときにも必要となります。

（3）決めた行動を継続しよう

　目標を立て、それを達成するために必要な行動を決めたら、実際にその行動を継続できるようになるために、どのように進めていけばよいでしょうか。行動を継続する時期を、初期段階と中後期段階に分け、3つの重要ポイントを挙げてみました。これも1つずつ見ていきましょう。

---

①初期段階では、行動のハードルを下げて、無理せず自分の可能な範囲で
　行動を開始し、まずは継続することに集中する。
②中後期では、行動の継続を楽しめるように工夫する。
③行動継続後の結果について柔軟に考える。

---

①行動継続の初期段階

　〈行動のハードルを下げて始めよう〉　　行動が3日坊主になって継続しない大きな要因として、1日に行うと決めた行動の量が大きすぎる、ということが挙げられます。行動を継続する初期段階では、目標に対して遠い状態にあるため、頑張ろうと思う気持ちは大きくなりますが、積み重ねがなされていないため、実際にできる行動量は少ないはずです。そのことを理解しながら、**行動のハードルを下げ、少しずつ行動を増やすような計画を立てましょう**（三浦. 2015）。

　朝早く起きて資格試験の勉強を2時間するという行動は、習慣化すればできるようになりますが、それまで0分だった人が2時間勉強するようになるまでには、少し時間がかかるでしょう。同じように毎朝6時に起きて10 km ジョギングすることから始めようとすると、それを継続することは難しいです。自動車は動き出すときに最も燃料を消費しますが、スピードが出た後は少しの燃

料で走り続けることができます。あせる気持ちはあるでしょうが、初期段階では1日の行動はもの足りないぐらいがちょうどよいです。強い気持ちや頑張る心をもつよりも、静かな心でゆったりと始めるとよいでしょう。「志は大きく、一歩は小さく」は、行動を開始するときの心構えとして、よくできた言葉です。

人には快適にできる**コンフォートゾーン**と、ちょっと頑張らないとできない**チャレンジゾーン**があります（**図4-4**）(駒野, 2019)。継続したい行動は、楽しくない少しきつい行動でした。この行動をコンフォートゾーンまで下げることで、継続していくことが可能になり、もっと続けたい、もっとできる、という心の変化が見られるようになってきます。それに応じて行動を増やしていくと、コンフォートゾーンが自然と拡がっていき、ポジティブなループが形成されるようになります。4月から行動を開始したとすると、**最初の3日、5月の連休までの3週間、夏休みまでの3ヵ月をめどに、少しずつ継続する行動量を増やしていく**とよいでしょう。

〈行動を継続することに集中しよう〉　行動が習慣化されると、脳が変化し行動もスムーズに行われるようになり、少しずつ望む結果も得られるようになるでしょう。例えば、英語が少し読めるようになって模試の点数がアップする、筋力がついてシュートが入るようになる、というように。**最初からあまり結果を求めすぎないことです。行動を継続することに集中し、望む結果がいつ目に見えてくるのかを楽しみにしておくぐらいがよいでしょう。**学業や仕事などの成長は、行動継続の少し後から少しずつ顕在化してきます（5章2節）。

行動を習慣化させるまでは、行動の後に自分でご褒美を与えることを使って

図4-4　コンフォートゾーンを拡げてゆこう！　(駒野, 2019, p.109 をもとに作成)

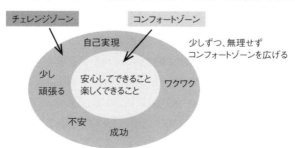

1 無理や我慢をせずに行動を始めよう！ *69*

もよいでしょう。継続する行動自体にまだ楽しみが見いだせない場合は特に有効です。今日する行動を終えたらおやつを食べる、友達と遊ぶ、動画を見るなどがあります。報酬で行動を維持すると報酬がなくなれば行動しなくなるという現象（**アンダーマイニング効果**）が、心理学では知られています（5章1節）。しかし、これは楽しんでやっている行動に対して報酬を与えた場合に生じる現象です。その行動が楽しくなる過程において報酬を使いながら行動の継続を維持することは、むしろ使ってよいスキルの1つと言えます。

②行動継続の中後期：行動を楽しむ工夫をする

〈続けていれば好きになる〉　　継続したい行動は"少しきつい行動"でした。その"きつい行動自体を楽しむ"ということは、なかなか難しいことですが、これが最も重要なことだと言えるでしょう。最初のうちは楽しくないきつい行動だったとしても、ある程度行動を継続していくと、自分なりの"楽しみ"が見えてきます。心理学で明らかにされている**単純接触効果**という現象からも、行動を続けているとそのこと自体を好きになるという可能性を指摘できます。教室でいつも会う人に好意をもつようになることや、ドラマを毎回見ているとその主題歌を好きになることが、単純接触効果のわかりやすい例です。

〈自分の中の変化を楽しむ〉　　仲のいい友達とカラオケをする時間や、おしゃべりをして過ごす時間はあっという間にすぎて、"楽しい時間"といえるでしょう。しかし、継続したい行動は"少し負荷のかかるきついもの"でした。おもしろみの少ない試験勉強を楽しむ、仕事であれば営業職や介護職を楽しむ、というのは少し無理があるようです。それでも、勉強や仕事を続けているうちに少しずつわかるようになってきた、できるようになってきた、ウォーキングから始めて少し走りたくなってきた、というような心の変化が感じ取れるようになってきます。すると、これを続けていけば次はどうなるのだろう、何が見えてくるのだろう、というようなワクワクした気持ちになれるかもしれません。

できる行動が少しずつ増えてくると、小さな成果が目に見えるようになり、自身にしか見えないおもしろいことも見つかります。学業であれば、自分なりの記憶法や能率的な勉強法を見つけること、関連した書籍を読んで必要な知識の背景を知ることなど、マイルールやマイワールドを拡げることで、覚えるだ

けのおもしろみの少ないことでも楽しめるようになるかもしれません。仕事ならば、自分なりの"やりがい"や"貢献感"を見いだすこともできるでしょう。**"学びや仕事を楽しむ"ということは、結果や評価を気にすることではなく、"わかるようになること、できるようになることの喜びを見つけること"、そして"その奥の深さを自分なりに味わうこと"と言い換えることができます。**

〈楽しむことは結果や目標に縛られない〉　楽しみながら行動しているうちに自然と身につくものもたくさんあります。子どもが毎日外遊びをしていると心肺機能や運動機能などが高まりますし、社会性も身につきます。競馬好きのおじさんは、馬券を当てたいという目的で多くの情報を仕入れ、馬の名前（親馬の名前も！）や戦績（場所や日時も！）などを楽しそうに仲間と話しながら記憶しています。おそらく生活の質向上や認知症の予防にもなりそうです。何をするでも、それを楽しそうにしている人にはかないません。勝ち負けや損得を越えたところで行動しているように見えるからでしょうか。

ただ、趣味の世界と違って、学業や仕事を楽しむことは難しいです。昭和世代の人からの、"仕事なのに楽しんでどうする、もっと厳しく！"という心の声も聞こえてきそうです。入学試験や資格試験は、受験日というリミットがありますし、仕事の業績は給与や職位に直結しますので、悠長なことは言っていられません。しかし、だからこそ、**自分なりの楽しみを見つけようと取り組むことは、我慢強く気合いを入れて取り組むだけよりは、長い目で見たときに得られる成果が多様で大きいように思います。**わかることを楽しむ、深く味わう、やりがいを見つけることは、目的や結果に縛られないからです。1章でも述べましたが、"楽しむことは目標を超えていく"ことがあるのです。

いずれにしろ、小さな成功を少しずつ積み重ねていく行動の継続は重要です。その過程において、中ぐらいの目標や大きな目標に少しずつ近づいていく自分の姿や自分の心の変化を、少し遠くから眺めておくことができたら、それもまた楽しいことかもしれません。自分の心のはたらきを遠くから眺めることは、心理学用語で**メタ認知**とよばれています。

③行動継続後：結果や成果について柔軟に考える
〈結果よりも継続したことが重要〉　行動を継続すると脳が変化しますし、

1 無理や我慢をせずに行動を始めよう！ *71*

それをしなかったときよりその事をできるようになっています。しかし、目標に届かないことは誰にでも起こりますし、実際にはそのほうが多いような気がします。長い間行動を継続して目標が達成できなかったときには、絶望するかもしれません。はじめから行動を継続しなければよかったと後悔するかもしれません。しかし、比較的長く行動を継続し、それなりに楽しむことができた、何かをできるようになったという実感があれば、目標に対して以前とは別の景色が見えているはずです（脳も変化しています！）。**結果の良し悪しよりも、何を身につけたのか、何を楽しめたのかのほうがむしろ重要です。**たとえ目の前の目標が達成できなかったとしても、もっと大きな目標をもっていれば、それに近づくために、しばらくしてからまた歩き出せるようになるでしょう。例えば、第3志望の学校や就職先に合格したのならそれでもよかったと思えるときがくるでしょう。資格試験なら、もう1年勉強を続けてみること、別の目標に切り替えてみること、どちらも合理的な選択です。

　逆に、目的が達成できたとしても、その満足感は長くは続きません。また次の目標に向かうことになります。第1志望の大学や企業に入学・入社したとしてもストレス等で1年も続かずにやめてしまった例や、高校の全国大会で活躍して大学に推薦入学できたけれど、指導者やメンバーと折り合いが悪くなって退学してしまったということは、ある程度の確率で起こります。目標を達成した次の段階は、それまでよりも心身にプレッシャーのかかる環境になることも多いのでしょう。そう考えると、目標を達成したことが本当によかったのか、という疑問までわいてきます。おそらく何がよかったのかという評価は、ある程度の時間が経過するまではわからないものなのでしょう。

　〈成功と失敗を繰り返すぐらいでちょうどよい〉　このように考えてみますと、目標を達成できてもできなくても、しばらくするとまた行動の継続が始まります。人は誰でもどこかで何かにつまずくときがくると考えれば、1～2年後の具体的な目標は、成功したり失敗したりを繰り返すぐらいでちょうどよいかもしれません。**避けるべきことは、目標が達成できなかったときにバーンアウトして、その後歩き出せなくなることです。**あらかじめ、目標が達成できなかったときにどうするか、という大きな目標に対するプランBを視野に入れておくことも必要かもしれません。

72   第4章　長く続けるためにはどうすればよいか?

　目標や行動は変わっても、"ものごとを深く味わいながら自分なりの楽しみを見つけること"に変わりはありません。目標が達成できてもできなくても、長い目で見たときにはそれほど違いはないようにも思うのですが、それは言い過ぎでしょうか。

> 💜 **まとめ**
>
> 　行動を継続するためには、継続する行動を決める必要があり、そのためには目標をもつことが大切です。目標は段階を設けて具体的にたてるとよいでしょう。自分のための大きな目標、具体的な1〜2年後の目標、今日や今週に行うことを書き出してみましょう。自分よりも大きな（社会貢献のための）目標もあるとよいです。
>
> 　行動を始めるときは、ハードルを下げて、快適に継続できるレベルから始めましょう。最初のうちは、継続することに集中し、結果は求めすぎないことです。ある程度行動が続いてきたら、独自の楽しみを見つけましょう。よい結果が少しずつ出始めると、手応えややりがいを感じることができます。頑張ったけれども、思うような結果が出なかったときは、少し休んでまた歩きだしましょう。小さい成功と小さい失敗を繰り返すことでちょうどよいと考えていれば、次の学業や仕事に気楽に取り組むことができます。

どうすれば効果的に学習できるのか？

(1) 学習方法は自分で見つけるもの

　この節では、認知心理学や学習心理学でわかってきた能率的な学習方法や勉強方法を紹介します。受験勉強や資格試験の勉強をしている人は、今も昔も変わらずに多くいます。社会人となってからも専門的な知識や技術を高める必要のある方も少なくないでしょう。これまでの節で、具体的な目標をたてて、行動を継続するための"コツ"を一緒に考えてきました。しかし、実際にどのようにして勉強すればよいかという"具体的な方法"を示してはいません。学習を高める具体的な方法については誰もが知りたいでしょうが、明確にこれだ、というものはありません。能率的で確実な勉強法というのは、内容によっても人によっても違ってくるからです。また、試行錯誤しながら自分なりの勉強法を確立することも勉強のうちで、それも楽しみのひとつです。

　ただ、実際に勉強をしている人からすると、勉強してもよい成績が得られないと、勉強の仕方がまずいのではという疑問や不安が生じてきます。著者自身も大学受験時に思うように成績が上がらずに勉強法について深く考えました。今でもその答えをもってはいません。ここで説明する勉強法は予備校等で学ぶような技術的なものではなく、心理学の研究で明らかになった"記憶に残りやすい"勉強方法です。これを参考にして、方向性を見誤らずに自分なりの学習方法を確立していただければと思います。

(2) 分散学習——コツコツ取り組む

　集中学習や**分散学習**は学習心理学において学ぶ用語ですが、日常生活においてもよく比較される用語です。テスト前に徹夜して勉強するようなのが集中学習で、計画的に少しずつ時間をかけて勉強するのが分散学習です。どちらが学習効果が高いでしょうか。ケースバイケースとはいえ、たいていの場合は分散学習に軍配が上がります。一夜漬けは次の日のテストには有効ですが、すぐに

忘れてしまいます。一方で、分散学習によって少しずつ学ぶと、忘れにくくなります。

分散学習の有効性を示した研究を紹介します。参加者の学生は、学習段階で科学に関する長い文章を読まされます。テストはその文章に書いてあった語句を思い出して記述するというものです。実験では次の3条件が設定されました。

①テストの直前に1回文章を読む（統制条件）
②テストの直前に2回文章を読む（集中学習条件）
③テストの直前とその1週間前に1回ずつ文章を読む（分散学習条件）

直後に行ったテストの結果は、3条件でどのようになったでしょうか。テストを学習したその日に行うと、直前に2回文章を読んだ集中学習条件の学生が最も成績がよいです（図4-5A）(Rowson & Kintsh, 2005)。しかし、同じ3条件を設定し、最後に文章を読んだ2日後にテストをすると、分散学習条件の成績が最もよくなります。興味深いことに、集中学習条件では直後テストに比べて2日後テストで成績が悪くなるのに対して、分散条件ではむしろ成績がよくなりました（図4-5 B）。この結果から、長期的な記憶の保持には分散学習が有効であると言えます。逆に、例えば、定期テストを集中学習で乗り切っている人は、定期テストではよい成績を修めることができますが、受験のときには覚えた内容を忘れてしまって苦労すると言えます。

図4-5　集中学習と分散学習における記憶テストの成績 (Rowson & Kintsch, 2005 をもとに作成)

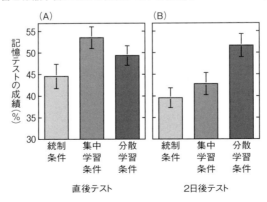

2 どうすれば効果的に学習できるのか？ 75

このような分散学習の有効性は、単純な語句の学習、文章学習、運動スキル、楽器の演奏など、言葉にして覚える記憶（**宣言記憶**）と身体で覚える記憶（**手続き記憶**）のいずれにおいても実証されています (ワインスタイン他. 2022)

では、どうして分散学習をすると記憶が長持ちするのでしょうか。間隔をあけて学習する・覚えることで記憶が強まることが指摘されていますが、その理由はわかりません。ヒントとして、**睡眠**が関係しているかもしれません。睡眠が記憶の維持や定着に関係することは7章で紹介します。**長期間にわたって記憶を定着させたいのであれば、間隔を空けながらコツコツ行う勉強法が有効だと言えるでしょう。**

（3）テスト学習法──覚えたことを書き出す

〈覚えたことを思い出す作業が重要〉　次に、実際の勉強方法に踏み込んで考えてみましょう。歴史や英単語などの暗記の比重が高いテストに対してはどのように勉強したらよいでしょうか。教科書やノートを繰り返し読む、蛍光ペンでハイライトをつけて読む、という方法はあまりおすすめではありません。

記憶が長持ちする学習方法として、**テスト学習法**とよばれる現象があります。これはや**プレテスト効果**や**検索学習**ともよばれ、覚えたことをテストする（想起させる）ことで記憶に定着させる方法です。記憶のプロセスには段階があって、覚える段階を**記銘**（**符号化**）、思い出す段階を**想起**（**検索**）といいます。試験では、問題に応じて思い出す作業、つまり記憶の想起が必要です。そして、学習時にあらかじめテスト（プレテスト）を行うことで記憶が長期的に定着しやすくなるのです。実験例を紹介しましょう。

「ラッコの生態」や「太陽の性質」といった、なじみの薄い文章を学生に読んでもらい（Study：S）、その文章にある語句をどれだけ思い出せるかというテスト（Test：T）を行います。実験1では条件は次の2つです

①文章を2回読む（SS）
②1回文章を読んで覚えた語句を自由に紙に書かせる（ST：プレテスト条件）

このような学習をした後、5分後、2日後、1週間後に、文章に出てくる語句を書き出すというテストを行いました。その結果、5分後のテストでは、文

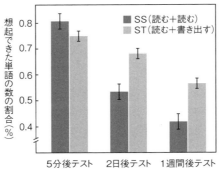

図 4-6 時間の経過とプレテスト効果（Roediger & Karpicke., 2006, Fig.1 をもとに作成）

章を2回読んだ条件で成績がよいのですが、2日後と1週間後のテストではプレテスト条件で成績がよくなりました（図 4-6）(Roediger & Karpicke., 2006)。

さらに、別の参加者で行われた実験2でもプレテスト効果が再現されています。学生に文章を読んでもらい、その後に文章中の語句をどれだけ覚えているかをテストしました。条件は次の3つでした。

① 4回文章を読む（SSSS）
② 3回文章を読んで1回覚えたことを書き出す（SSST：1回プレテスト条件）
③ 1回文章を読んで3回覚えたことを書き出す（STTT：3回プレテスト条件）

5分後のテストでは、①②③の順で成績がよいのですが（図 4-7A）、1週間後のテストでは③②①の順で成績がよくなるという逆転現象が起きます（図 4-7B）。

つまり、**問題文を読むよりも覚えていることを書き出すことのほうが記憶は長持ちするということです**。また、テスト後に自分がどれくらい覚えているかを7段階で自己評定すると、1回文章を読んで3回覚えたことを書き出す条件の参加者は、他の条件の参加者に比べ、覚えている程度が最も低いと答えました。自分では覚えている自信がないけれど、1週間後での忘却が少なくなるというのは不思議な結果です。きちんと覚えたはずなのにテストで思い出せないことはよくありますが、その反対のことが起こっているからです。

テストの勉強をするとき、復習として同じ問題集を2度3度と学習すること

図 4-7 学習とテストの回数を変化させたときのプレテスト効果
(Roediger & Karpicke 2006, Fig.2 と Fig.3 をもとに作成)

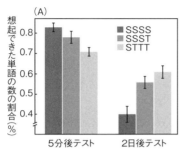
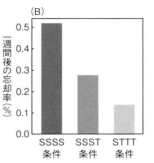

SSSS条件：4回学習する
SSST条件：3回学習し、1回テストする
STTT条件：1回学習し、3回テストする

があります。このとき、能率を考えて、過去に正解した問題は省略して、間違った問題だけもう一度トライすることがあります。複数回学習をするときに、学習（覚えること）を省略するのとテスト（思い出すこと）を省略するのとでは、どちらが能率的な学習なのでしょうか。

実験では、スワヒリ語を40個覚えるという課題がアメリカの大学生に課せられました。1日目に学習セッションとテストをこの順で4回繰り返します。このとき、テストで正解した問題について、次の2条件を設定しました。

①以降の学習セッションでは学習せずにテストは行う（学習省略条件）
②以降の学習セッションで学習し直すがテストはしない（テスト省略条件）

そして1週間後に40個の単語を覚えているかの再テストが行われました。その結果、学習省略条件ではテスト省略条件に比べて、正解率が2倍以上（36% vs 80%）高くなりました (Karpicke & Roediger, 2008)。やはり、**テストを行って思い出す作業を繰り返すほうが、記憶が長持ちします（プレテスト効果）**。

〈覚えることと思い出すことは別もの〉　このような研究の結果からお勧めできる勉強法はどのようなものでしょうか。**何度も覚える作業を繰り返すよりも、覚えたことを確かめる作業をこまめに行うことだと言えます**。学習時に

"覚えたはず"と思うことと、テスト時に覚えたはずのことを"思い出すこと"は、別物だと考えておくとよいでしょう。

英語なら覚えた単語を何も見ずに書き出す、歴史ならその時代に関係する人物を書き出すとよいでしょう。市販の単語カードや単語アプリを使って、「表に日本語／裏に英語」「表に年代／裏にできごと」などを書いて覚える方法も有効かもしれません。それらを作るだけでも記憶に残りますし、繰り返しテストをすることで記憶が定着します。また、特定の現象やできごとを記憶して理解するには、概念図を作ることや誰かに説明するなどの方法もよいと指摘されています（ワインスタイン他. 2022）。

このプレテスト効果では、"想起する・思い出す"ことが重要と主張されますが、それに加えて、著者は"書き出す"ことが記憶の定着によいと解釈しています。テスト勉強をするときには、その範囲の重要なポイントを見つけ、書き出していくことで重要なことが記憶に残っていきます。漢字や英単語は読むだけでは覚えられず、何度も書き続けて身体を使って覚えたものです。ただし、気合いを入れてにらみつけると覚えられる人もいるので、一概には言えませんが。

最近では、手で書く作業が以前より極端に減っています。文字はキーボードで打ち込むもの、漢字は変換して選ぶものなっていますので、後の記憶に影響が出てこないか心配です。著者自身、授業中に板書しようとするときに漢字を思い出せなくて、ひらがなを使ってしまい恥ずかしい思いをよくします。

(4) 交互練習法——混ぜ合わせて学習する

〈交互練習法とは〉　その日1日の勉強を計画するときには、**交互練習法**を用いるとよいです。これは、学ぼうとするトピックを適宜切り替えて、また順序を変えて学習する方法です。それと対照的な方法として、1つのトピックを徹底的に学習する**ブロック練習法**があります。

例えば、小学生の高学年の算数では、分数のかけ算とわり算を習得します。かけ算、わり算にそれぞれ分数×分数、分数×整数の演算があるので、合計4パターンの計算方略を学びます。このとき、一度解き方を学んだ後は、4種類の問題を1種類ずつ何回も学習するブロック練習法より、4種類の問題をラン

ダムに解いていく交互練習のほうが、後のテストで成績がよくなります。**興味深いことに、学習した直後のテストではブロック練習法のほうが成績はよく、長い目で見たときには交互練習法のほうが成績はよくなります。**この結果は、これまで見てきた学習方法（分散学習やプレテスト効果）と類似しています。さらに、交互練習法は、分散学習と同様、運動スキル、楽器の演奏、数学など小学生、中学生、大学生の幅広い学習場面で有効です（ワインスタイン他, 2022; Rohrer & Taylor, 2008; Ziegler & Stein, 2010）。

　交互練習法で学習すると、どうしてよい効果があるのかの詳細はわかっていません。しかし、著者なりに解説すると、1つずつの知識や解法を寸断して学習するよりも、複数の知識や解法を混ぜ合わせて取り組んだほうが、それらの関連性を理解できるため、時間はかかるものの、しっかりと記憶に定着すると考えられます。このことは次のパートで説明する記憶や学習の精緻化とも関わってきます。また、テストの問題はランダムに出現しますので、それに対する対応力、判断力が養われるためとも言えます。また、混ぜ合わせたたくさんのことを一度に学習できませんので、自然と分散学習になり、長期的に記憶が定着しやすくなることも考えられます。

　〈学習した後は混ぜ合わせて復習しよう〉　　運動スキルだともう少しわかりやすいでしょうか。サッカーやバスケットボールのシュート練習では、同じ距離で同じ角度からのシュートを集中的に練習するよりも、同じ角度で距離を変える、同じ距離で角度を変える、角度も距離も変えて練習するという方法のほうが、長い目で見たときには上達するでしょう。試合でシュートを打てる場所はランダムに出現しますので、練習時から試合を想定したシュート練習が必要です。もちろん、どこからシュートしても入らないというレベルの場合は、基礎練習が必要となります。

　トピックを切り替えて学習することは、飽きや慣れを防いで注意力や集中力を維持する効果がありますし、順番を変えて学習することは**系列位置効果**を防ぐ効果もあります。系列位置効果とは、単語リスト等を覚えた後のテストで見られるもので、最初と最後の単語をよく覚えており、中ほどで出てくる単語は忘れやすいという現象です。例えば、歴史の勉強では、古代と近現代はよく覚えているが、中世は忘れてしまっていることが起こりやすいです。そのため、

通史をひと通り学習した後は、時代ごとに順番を入れ替えて学習するとよいでしょう。政治、経済、文化の領域ごとに、時代を通して学び直すといいかもしれません。そのときも、この3つを交互に復習するとよいでしょう。

教科書や問題集の構成は、単元ごとに復習問題があり、章末には単元を混ぜた応用問題や発展問題が出題されています。つまり、ブロック学習が主で、時に交互練習も含まれたテキストを使って私たちは学習してきたと言ってよいでしょう（尾之上・井口, 2020）。これらの実情をふまえて、日本の最近の研究に、ブロック練習と交互練習との**複合効果**を調べたものがあります。

参加者は大学生で、課題は4種類の公式を用いて立体の体積を求める問題（斜め楕円体、楕円球、球錐、半円錐）を解答するというものでした。66名の学生が1条件16〜17名に割り振られ、学習機会を2回与えられます。条件1では2回ともブロック練習を行い、条件4では2回とも交互練習を行います。条件2と条件3ではブロック練習と交互練習を一度ずつその順序を変えて行いました（尾之上・井口, 2020）。その結果が**図 4-8**に示されています。学習時の成績は、4条件でほとんど違いはなく、むしろブロック練習だけを行った条件1の成績がよいです。しかし、学習時と類似した新規問題（4種類が2題ずつの8問）を使用したテストの成績では、条件1が最も悪くなり、条件4の交互練習を2回行った条件が最もよくなりました（成績が維持されていました）。**学習する課題の解法や知識を習得した後に、その解法や知識を活用するためには交互練習をするとよいことがわかります。**

〈どのレベルの混ぜ合わせが有効なのか？〉　ここまでで交互練習が重要なことは理解できましたが、この交互に行う練習をどのレベル・カテゴリーで行

図 4-8　交互練習とブロック練習の複合効果：各条件の得点率 (尾之上・井口, 2020 より)

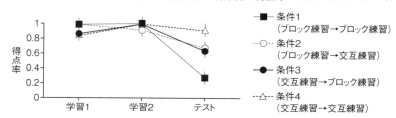

うと有効なのでしょうか。例えば、英語の文法力を高めるなら、その種類別（不定詞、動名詞、関係詞など）を交互練習することが必要でしょうし、英語力全体を高めるためには、文法、リーディング、リスニングという一段上位の交互練習も必要となるでしょう。さらに、大学受験となると、英語、国語、数学、社会、理科など受験科目に対応した教科別の交互練習も必要になるでしょうか。課題間の関係性が薄くなると交互練習の効果は小さくなるように思いますが、果たしてどうでしょうか。交互練習が有効となるレベルやカテゴリーがわかるとさらに興味深いのですが、今後の研究に期待しましょう。

(5) より深い学習法——記憶と学習の精緻化

　最近の試験ではマークシート方式が多く使用されますが、国立大学の2次試験、難関の資格試験、大学院入試では、現在でも論述問題が課されています。科目によらず、論述問題に対応するためには、対象となる領域の語句の記憶に加えて、その内容についての深い理解が必要となります。勉強の方法を考えるときに、**記憶の精緻化、学習の精緻化**という用語があります。精緻化とは、物事を細かく精密な部分まで理解する、記憶するという意味です。記憶の精緻化とは、覚える項目に意味を付与して記憶しやすくすることで（高橋. 1987）、学習の精緻化とは、学んでいることを説明できるようになることです（McDaniel & Donnelly.1996）。学習内容を深く理解するには、この2つの方法を用いるとよいでしょう。

　どんな教科でも、ある程度の基礎知識が必要であることは大前提です。その上で、それらの知識を点から線へ、線から面へと拡げていくとよいでしょう。記憶の精緻化については、あるキーワード（例えば、心理学であれば古典的条件づけ、歴史であれば鎌倉幕府など）に関連するワードをいくつか挙げて、その背景を含めた知識を拡げてネットワークを形成し、それを拡張するような感じです。学習の精緻化も同じように考えられます。あるキーワードについて、質問を重ねて説明力を養っていきます。例えば、「古典的条件づけ」は、誰がいつ頃提唱したか、どのような現象をいうのか、どのような普遍性があるのか、「オペラント条件づけ」とはどう違うのか、日常生活での例は、などの質問を積み重ねて説明力を磨き、知識を積み重ねていきます。

論述式の試験は、覚えるだけでは解決できないので難しく感じますが、ストーリーや意味が重視されるので、ただ覚えるだけの単調さはなく、学ぶ過程で"楽しみ"も生まれてくるでしょう。**他者に説明することができること、教えることができるようになることが、学びの上級編です。**教える機会をもつと、自ら学ぶ必要性を痛切に感じます。大学の頃はあまり授業に出ず、勉強もしませんでしたが、教えるようになってから心理学をきちんと勉強するようになりました。そうして心理学や脳科学のおもしろいところがようやくわかってきた感があります。

知識のネットワークは縦にも横にも拡がっていき、他領域まで含んでいくとさらにおもしろくなっていきます。試験を目的に始めた勉強が、その目的を超えて拡がりだすと、試験そのものが小さなことのように思えてくるかもしれません。楽しんで学んでいるうちに、試験をいつのまにか乗り越えていた…、そんな日が来るとよいですね。

💜 **まとめ**

効果的な学習方法には、分散学習、プレテスト効果、交互練習法があります。どの学習方法も、長期的な記憶として定着しやすいことがわかっています。「時間をかけてコツコツ取り組むこと」「覚えたことを書き出すこと」「トピックや順序を変えながら取り組むこと」が、長く記憶に残ると実証されています。論述試験の対策などの深い理解が必要な学習では、記憶の精緻化、学習の精緻化を試みて、楽しみながら学習しましょう！

第5章

やる気はどこから わいてくるのか?

――モチベーションと潜在学習――

　第4章では、目標をたてる方法や行動を継続する方法について考えました。目標をたてることや行動を継続するには、それを"やりたい"というモチベーションが必要です。学業や仕事をモチベーション高く取り組むことは、成績や業績がアップすることにつながりますが、なかなか難しいことでもあります。どうすればモチベーションを高めることができるのでしょうか。モチベーションを高めるほめ方はあるでしょうか、モチベーションを下げてしまう声かけとはどんなものでしょうか。一緒に考えていきましょう。

　それと関連して、潜在的なモチベーションや潜在学習についても取り上げます。私たちは、仕事や学業、運動学習において、意図的に学習する顕在学習に加えて、気づかないうちに進む非意図的な潜在学習を行っています。それはどんな学習なのでしょう。潜在学習のしくみを知ることで、トライしているうちにいつかはできるようになるという前向きな気持ちになれるかもしれません。

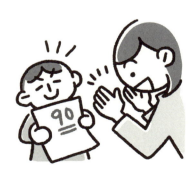

モチベーションを維持するには？

(1) やる気は幻想 !?

　近頃、「やる気スイッチはどこにある」「やる気を高めるには」といったモチベーションに関する取材をいくつか受けました。著者の専門ではないのですが、興味のある人が多いのでしょう。"やる気"は日常生活でよく使われますが、学術用語ではありません。**モチベーション**や**動機づけ**がやる気に相当する学術用語です。モチベーションと動機づけは、「目標に対して、行動を開始させ、それを持続する力」と定義されます。モチベーションの程度を調べるには、行動にとりかかるまでの時間（潜時）、行動の持続時間、行動への集中度などを測定します。

　モチベーションを考えるときに、**マズローの欲求階層説**がよく出てきます（**図 5-1**）。この理論では、人間の欲求は段階的に発展していきます。まず飲食や睡眠などの**生理的欲求**があり、それが満たされると**安全の欲求**が生じて、次に**所属や愛情の欲求**が芽生え、さらに**自尊心の欲求**、**自己実現の欲求**と段階を経て高次の欲求が生じるようになります。自己実現の定義はさまざまですが、マズローは「自分の能力や可能性を最大限に活かして達成し、本来あるべき自分になること」としています。生理的欲求や安全の欲求は本能的欲求であり、動物であれば自然に生じる欲求ですので、特別なモチベーションは必要ありません。自尊感情や自己実現を達成するために、モチベーションが関わってきます。

　第 4 章でも述べたように、目標を立てて、そのために行動を開始するときに、最初から過度の気合いややる気はそれほど必要ではありません。それよりも行動にとりかかるハードルを下げることで、行動が発動しやすくなり、行動が継続されやすくなります。例えば、TOEIC のテストで 800 点を取ることを目標にする場合、まず 10 分間の英語の勉強から開始する、フルマラソンを完走したいなら、10 分間のウォーキングから開始するなどです。大きな目標をもつこと

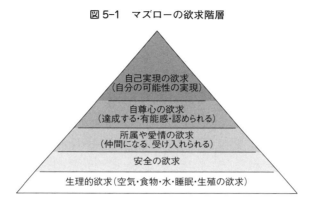

図 5-1　マズローの欲求階層

はよいことですが、"志は大きく、一歩は小さく"しましょう。**小さな行動を継続しながら自身のモチベーションを育てていくことが大切です。**

(2) "退屈"はモチベーションの原点

　目標を実現するためには行動の継続が必要ですが、それが難しいことも事実です。その理由の1つは、1日にやると決めた行動が多すぎることでした（4章1節）。もう1つ考えられるのは、行動の難易度が適切でないことです。目標に早く近づくために、難しい問題を解くなどのレベルの高いことをしようとすると、その作業についていけず、退屈感やあきらめ感が早くに生じてしまいます。**行動を続けやすいのは、少し物足りないぐらいの量と難易度で、その行動に興味がわいてくるのは、当人にとって少し難しい課題に取り組んでいるときです。**トランプや将棋に夢中になるのは、勝ったり負けたりするときでしょう。一方的に負け続けるとおもしろくなく、やる気もしぼみますが、逆に勝ち続けると最初は気分がよいものの、だんだんと興味がわかなくなってきます。

　ここで「**退屈**」について考察してみましょう。最近では、時間をもてあますとスマートフォンを触る人が多いです。電車の待ち時間や移動中など、スマートフォンがあれば少しの時間でも退屈を紛らわすことができます。退屈とは、ある程度の自由と時間がありながらも何もすることがなく、暇をもてあました状態と定義されます（ダンカート・イーストウッド，2021）。

　人間には退屈を逃れたい欲求があるとされます。「精神的な満足を得たい」

や「没頭できることをしたい」というように、退屈から脱却しようとすることは、新しい行動のモチベーションとなるのです。ハイキングの下山後にたどりついた駅で、帰りの電車に乗るまで3時間待たないといけない場合など、することがなくて退屈になります。そして、この3時間どうしたら有意義に過ごせるか、退屈から脱却できるか、思考をめぐらせます。1ヵ月間あるいは1年間（経済的余裕はあるとして）自由に過ごせるとすれば何をするでしょうか。何もしないと退屈ですので、それから逃れるために熟考することでしょう。

(3) "退屈"は薬にも毒にもなる

退屈自体は比較的ネガティブな感情かもしれませんが、何か新しいことをしたいというポジティブなシグナルととらえることもできます。退屈は、現在していることよりもやりがいがあって夢中になれるものがあるのでは、と私たちに気づかせてくれる "心のはたらき" と言えるでしょう（ダンカート・イーストウッド, 2021）。**部活をやめたけれど勉強もおもしろくないし、ゲームにも退屈してきた学生、仕事を何年か続けてきたけどなんとなく退屈な感じがする社会人、子育ても終わり退職した後に急に暇な時間が増えたシニア世代などは、何かを新しく開始する "チャンス" が到来しているのかもしれません。**

人類の創造的な発見や発明、芸術作品は "退屈からの脱却" から生まれた可能性があります。一方で、退屈が過度のギャンブル行為や危険な行動を導く可能性も指摘されています。退屈をポジティブな行動へ誘導する教育や自己調整は必要でしょう。近現代の学校・部活や仕事における過剰な拘束時間は、自由によって生じる退屈が悪い方向にはたらくことを防ぐシステムではないかと思ったりもしています（考えすぎでしょうね）。

退屈できるということは、自由な時間をたくさんもっているという意味では "幸せ" な状態とも言えます。退屈は、ポジティブな行動やネガティブな行動を引き出します。"退屈" からの逃避には "気晴らし" が必要です（國分, 2022）。**日常生活で、学業や仕事、家事、子育てや介護、そして余暇といったことに、どのような行動をどれだけの時間割り当てるのかが、"人生そのもの" なのかもしれません。**

1 モチベーションを維持するには？ *87*

（4）やる気の種類──２種類の動機づけ

　動機づけやモチベーションを語る時に出てくる心理学用語として、外発的動機づけと内発的動機づけがあります。

　外発的動機づけは、いわゆる報酬と罰で行動がコントロールされる動機づけです。給与を得るためにアルバイトをする、叱られないために勉強する、などがわかりやすい例です。

　内発的動機づけは、自身の内面からわき上がってくる動機づけで、好きでやっていること、意味があると思ってやっていることです。余暇にゴルフやサッカーなどをすることや、推しのアイドルやスポーツチームを応援することなどが挙げられます。

　しかしよく考えてみると、日常生活での動機づけを外発的、内発的と完全に分離することは難しいです。仕事の場合、給与がなければ働きませんが、給与だけが働き方をコントロールしているわけでもないからです。仕事へのモチベーションには、誰かの役に立っているという "貢献感" や、わくわくするような "興味深さ" も必要です。大学での学びも同じかもしれません。学生は単位を取得するためにテスト勉強をしますが、その科目の理解や修得そのものも勉強するモチベーションになっているはずです。**給与や合格点のために行動すると「しないといけない感」や「させられている感」が強くなり、貢献感や有能感のために行動すると「している感」が強くなります。**

（5）報酬はやる気を高めるか？──アンダーマイニング効果

　内発的動機づけで行っている行動に報酬を与えるとその行動が減少してしまうという不思議な現象があります。これは**アンダーマイニング効果**とよばれています。デシらは大学生を対象に実験を行い、この現象を見つけました。

　大学生に難易度の高いパズルを解かせ、その休憩時間にパズルに取り組んだ時間を内発的動機づけによる行動として測定しました。課題は３日間行われました。２日目の課題前に**報酬**として１ドルを与えると予告されたグループは、２日目の休憩時間中にパズル課題に取り組む時間は１日目より長くなりましたが、報酬が与えられなくなった３日目には、パズルに取り組む時間が大きく減少しました。一方で、３日とも報酬が与えられなかった大学生は、３日間でパ

ズルに取り組む時間に大きな変化は見られませんでした（図 5-2）（Deci, 1971）。これは 2 日目に報酬が与えられたことで、内発的動機づけで（やりたいと思って）取り組んでいた作業が 3 日目に悪影響を受けたことを示しています。

アンダーマイニング効果はさまざまな事態で見られる現象ですが、報酬が得られるのにどうして行動が減少するのでしょうか。1 つの考え方は、報酬がないときはパズル問題を「楽しく自分でしている感」があったのに、報酬が得られたことで「報酬のためにしている感」が生じてしまったというものです。そのため、報酬がなくなると"がくっ"と、それまでの楽しみが削がれてしまいます。好きで楽しんでやっている行動に対して、報酬という価値観が加わると、その有無で私たちの心に変化が生まれてしまいます。一時的に報酬が得られたからこそ、報酬がなくなると行動が減少してしまうのです。

このようなことは学業や仕事でもあてはまります。創造性の高い仕事をしているときや、知識や能力を見につけるために進んで勉強しているときは、内発的動機づけが高まっていますので、外的な評価や報酬の影響を受けることは少ないです。そのため、**その行動をさらに高めようと、金銭的報酬を増やすことやほめることは、むしろ逆効果になる場合さえあります。**

一方で、目標の達成のために行動を継続し、それを習慣化させたい段階では、行動を開始・維持するために適度なご褒美（報酬）を使うのは悪くありません（第 4 章）。内発的動機づけで生じる行動にも飽きや退屈感が生じますので、映画を見る、スポーツをするなど、適度な気分転換も必要です。**行動が習慣化・**

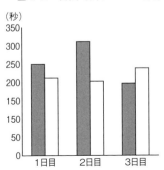

図 5-2　自由時間にパズルを行った時間（外山，2011, p.25 をもとに作成）

1 モチベーションを維持するには？ *89*

自動化されるようになって、行動そのものが充実し、楽しくなってきたという
ときには、自然と報酬は必要でなくなっていきます。

（6）ほめることはよいことか

　デシらが行った大学生を対象にしたパズル課題では、金銭報酬を与えること
で、学生の課題への取り組みが減少しました。一方、同じ手続きの実験で、2
日目に、金銭の報酬でなく、「大変よくできました。誰よりも速くできました。」
という**ほめ言葉**をかけると、パズル課題に取り組む時間は長いまま維持されて、
アンダーマイニング効果は生じませんでした (Deci, 1971)。ほめ言葉に限らず、モ
チベーションを高めるような効果を、**エンハンシング効果**といいます。このよ
うなほめ言葉の効果、つまり、他者から認められること、他人よりも優れてい
るといった社会的な欲求が満たされることは、ともすると金銭よりも大きな報
酬となることを示しています。しかし、ほめ言葉も使い方によってモチベーシ
ョンを低下させることが指摘されています。それはどんな場合でしょうか。
　子どもの能力をほめるようなほめ方は子どものやる気を蝕む、と指摘されて
います (Mueller & Dweck, 1998)。この研究では、小学生に知能テストと類似したテ
ストを受けさせ（1回目）、その結果をもとに次の3群が設定されました。

---

①「あなたは頭がいいね」と能力をほめるグループ
②「あなたはよく頑張ったね」と努力をほめるグループ
③何も言わない統制群

　その後、先のテストよりかなり難しいテスト（2回目）を受けさせて（その
ためどのグループも成績が悪くなります）、その後1回目と同じ知能テスト（3
回目）を受けさせました。その結果、努力をほめたグループの子どもは3回目
のテストの成績が上昇したのに対して、能力をほめたグループのこどもは同じ
テストの成績が大きく低下しました（**図 5-3**）。
　能力をほめられた子どもは、1回目のテストで成績がよかった理由は「自分
には能力があるから」と答え、2回目の難しいテストで成績が悪かった理由を
「自分の能力が低いから」と答える傾向にありました。このことから、子どもの
遂行に対してその能力や結果をほめるよりも、遂行のプロセス（どのように取

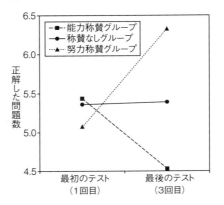

図5-3 テストの成績 (外山, 2011, p.64より)

り組んだか、頑張ったか) をほめることのほうがよいことがわかります。

このような知見の例は日常生活でもよく出てきます。小学生の頃にどれだけ勉強やスポーツができたとしても、中学生や高校生になると課題は難しくなり、競技のレベルは上がってきます。誰でも、いつかどこかで解けない問題やわからない領域が出てきますし、自分よりも強くて上手な選手に出会います。そのときに、それまで自分の遂行のよさを自身の能力に帰属させていると、うまくいかなくなったときにも、それを自分の能力に帰属させて落ち込んでしまい、以後は難しい課題や取り組みにチャレンジしなくなってしまいます。では、やる気を維持するようなほめ方はどのようなものでしょうか。

(7) 効果的なほめ方とは

まず、ほめるときは適切に誠実にほめることが重要です。必要以上にほめすぎることは、逆効果（冷やかし）になってしまいます。特定の行為に対して具体的にほめることや、情報をフィードバックするようにほめることがよいとされていますが (外山, 2011)、これはなかなか難しいものです。しっかりと観察していなければ具体的にほめることができませんし、その内容について勉強していないと適切なほめ言葉が言えません。「がんばったね」「すごかったね」はよく観察していなくても言える言葉です。どれだけ勉強・練習していたかのプロセスを具体的にほめること、スポーツや課外活動ならば、華やかに見える部分

1 モチベーションを維持するには？ *91*

だけでなく、陰でチームを支える行動などもほめるとよいでしょう。**能力や資質よりも、やり方、取り組み方をほめることが重要です。**

　子どもには子どもの世界がありますし、保護者や教師も忙しいので、子どもや生徒の努力のプロセスを観察できない場合も多々あります。**そのような場合には、うまくいったときに「なぜ算数の点数がアップしたの」「どうしてシュートが入るようになったの」と尋ねてみましょう。**そうすると、できるようになったプロセスを喜んで説明してくれることでしょう。それをほめるとよいです。

　大学生以上の大人には、特段ほめる必要はないように思います。ほめることはそもそも上から目線ですし、もっとクオリティの高いところをめざして取り組んでいる人に、ある程度のところでほめてしまうと失礼な気もします。見守りながらも、うまくいったことを一緒に喜ぶ（仕事ならば感謝の気持ちを伝える）だけでよいと思います。

　子どもに対して、能力をほめるとよくないということでした。子どもでなくても、成功する度にほめられていると、プレッシャーがかかって次にチャレンジしにくくなる、次の失敗を恐れてしまうことが指摘されています（外山, 2011）。確かに、成功しているうちはほめられても、失敗すれば叱られる、見捨てられるのではと思う人もいるでしょう。重要な点は、**ほめられることで、自身の行動に「させられている感」が出てくると逆効果になるということです。**ほめられて気まずい思いをするのは、こうしたことと関係するのかもしれません。

🫐 **まとめ**

　退屈な気持ちは、新しい行動を始めるチャンスです。まずは何かを始めてみましょう。自らの意思や楽しみで行っている行動に、金銭などの報酬を与えると、逆にやる気がしぼんで、その行動が減ってしまう場合があります。行動をよい方向に変化させるために、報酬を用いることは万能薬ではありません。それはほめ言葉にも当てはまります。ほめることは多くの場合よい影響を与えますが、プレッシャーややらされている感を与えてしまうと、逆効果にはたらきます。ほめるときには、そのプロセスや取り組み方をほめる、よく観察して情報をフィードバックすることがおすすめです。

気づかないうちに進む学習とは？
―― 潜在学習のメカニズム

(1) "慣れ"や"飽き"はモチベーションを生み出す

　私たちは日々の新しい刺激に対して興味や不安を感じますが、それらに慣れてくるとまた新しい刺激を欲するようになります。いち押しの食堂のメニューも、何度か食べると別のメニューを選びたくなります。テレビドラマ、映画、音楽は、最初は新鮮な感じがするものの、しばらくすると新作を期待するようになります。それはどうしてでしょうか。

　"慣れ"についての心理学用語に**馴化**があります。同じ刺激を受けると、その刺激に対する反応が小さくなることです。例えば、雨が降ってきた音に気づいたけれど、仕事や読書に集中しているうちに、いつのまにかその音が気にならなくなるというような現象です。馴化は、環境刺激や人間関係など、さまざまな刺激に対して生じます。無意識的、非意図的に生じることから、潜在的な学習（**潜在学習**）と分類されます。潜在学習の定義には、

①学習しようとする意図がなくても学習が進むこと
②学習したことを言語化できないこと

の2点（のいずれか）が含まれます（村越・松井, 1995）。前者は非意図的学習であることを指し、後者はスキルの学習や運動学習とも類似しています。これらについては、後のパートで解説します。

　新しい刺激に慣れてくると心が安定します。例えば、職場では新しい仕事や人間関係に慣れることで、落ち着いて仕事ができるようになります。一方で馴化が進むと、**心的飽和**になる、つまり、飽きてきます。これは、仕事がつまらない、新鮮さを感じないというネガティブな状態です。しかし、私たちはある刺激に馴化した後でも、新しい刺激に対しては以前と同じような興味ある反応を示します。このことを**脱馴化**といいます。新しい刺激を求めることや新しい行動にチャレンジしたくなるモチベーションの原点に、"退屈"があることを前

2 気づかないうちに進む学習とは？ *93*

節で紹介しました。馴化や飽和によって退屈が生じ、現在の刺激の魅力度が低下することは、新しい刺激を求める原動力、潜在的なモチベーションになるとも言えます（大黒, 2023）。

　馴化は、行動や心に変化をもたらすように、神経系にも変化を引き起こします。カンデルらは軟体動物であるアメフラシを用いて馴化の神経基盤を明らかにしました。アメフラシの水管に何度も弱い刺激を与えると、えらをひっこめる反応がだんだんと小さくなっていきます。このような馴化が生じると、馴化する前には放出されていた神経伝達物質（グルタミン酸）が放出されなくなりました（Kandel, 2001）。著者らの研究では、マウスの前頭前皮質を損傷したマウスは、他個体マウスを何度か呈示すると馴化しますが、新しいマウスを呈示しても脱馴化しないという不思議な結果が得られています（Yashima et al., 2023）。マウスの前頭前皮質（ヒトの前頭前野も）は新しい刺激の認知や興味に関わっているのかもしれません。

（2）潜在的に進む関係性の学習とは

　馴化は単一の刺激に対して生じる潜在学習ですが、潜在学習は、複数の刺激間の関係性を学習する場合にも生じます。わかりやすい例として、"日曜日の朝の電車内はすいている"や、"食品スーパーでは夕方になると生鮮品の値引きが始まる"などがあります。これらは、何度か時間を変えて電車に乗ったり、買い物をしたりすることを繰り返すことで、調べるつもりはなくても時間とその場所のできごとの**関係性**が自然と習得され、どこかのタイミングで顕在化されて知識として蓄えられたものです。

　このような関係性の学習は、広い意味での**古典的条件づけ**と言えるでしょう。古典的条件づけでは、時間的に接近する２つの刺激（A、B）を経験することによって、その関係を学習します。例えば、刺激Aの時間帯（日曜日の朝）に刺激Bの場所で生じる事象（電車内がすいている）の確率が高く、刺激Aではない時間帯（平日の朝）に刺激Bの場所で生じる事象（電車内がすいている）の確率が小さいほど、刺激Aと刺激Bでの事象の関係性を強く学習します（実森・中島, 2019）。

(3) 潜在学習と認知バイアス

　私たちは日常的に、上述したような関係性について統計学習・確率学習を行っています。潜在学習は**顕在化**することもあれば、顕在化しない（言語化できない）こともあります。学習内容が顕在化すると、次に起こることを"予測"して行動しますが、その内容には認知的なバイアス（**認知バイアス**）が含まれていることも多いです。

　例えば、10年以上も車で通勤していれば、時間に応じてどの道路のどちらの車線を走れば速く安全に移動できるかを知っていると思っています。が、人と答え合わせをするとたいてい異なります。潜在的学習が顕在化してバイアスがかかった状態、それがわたしたち自身の脳のふるまいであり、経験的に身につけた個性と言えるかもしれません。

(4) 動物の潜在学習

　潜在的な学習は空間学習でも行われます。迷路内でのラットの潜在学習を調べたトールマンによる実験はよく知られています（**図 5-4**）。

　迷路のゴールにエサ（報酬）を置かないC群でもラットはゴールまでたどり着きますが、ゴールにエサを置いているA群よりも誤反応数は多くなります。これはゴールでの餌の有無よるモチベーションの違いを反映しています。11日目に初めてゴールに餌を置くB群では興味深い結果が得られています。エサ

図 5-4　ラットの潜在学習（Tolman & Honzik, 1930 より）

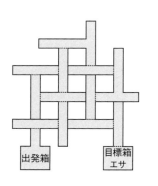
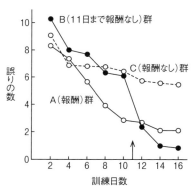

を置いた次の試行（12試行目）から急激に誤反応が減り、最初からエサが置いてあるA群と同じ程度のよい成績になりました。

B群のラットは、エサがなかった試行で迷路内を行き来しているうちに、その空間認知地図を形成する潜在学習を行っていたと解釈できます。エサが置かれることでゴールへ行くモチベーションが高まり、早くゴールにたどりつくようになった、つまり潜在学習が顕在化したのです (Tolman & Hozik, 1930)。

(5) 運動学習の潜在性

運動学習やスキルの学習は、学習者が意図的に学習しますが、そのやり方の詳細を言語化することが難しいため、潜在学習の側面をもちます。

心理学の実験演習の授業で使っている**鏡映描写課題**は、鏡を見ながら星型の図形をなぞる課題で（6章：**図6-9**）、鏡に見える手が実際とは逆方向に動くため、とても難しい知覚運動学習と言えます。日常生活でも、自転車の運転、鉄棒の逆上がり、サッカーボールを足で10回落とさずに蹴り続けることなど、さまざまな場面で運動学習の機会があります。多くの場合、見本を見せられただけで、学習は始まります。最初のうちは何度トライしても成功しませんが、試行錯誤を続けていくうちに少しずつコツがつかめてきて、身体がそれを覚えていくという学習のプロセスが進んでいきます。一度うまくいった成功（報酬）が得られると、それ以降は急激に上手になっていきます。運動学習は、一度覚えると長期間その行動をしなくても、遂行が維持されます（4章1節）。

(6) 教科学習の潜在性

学校での英語や歴史の勉強などは、言葉で教えられて、意図的に学習しているので**顕在学習**と言います。しかし、顕在学習中にも潜在的な学習は進みます。国語の読解力の学習を進めていくと、英文読解力にもよい影響が出ますし、国語の表現力を高める学習は、英文和訳の表現の学習にもなっています（これは**般化**とも言えます）。漢字の読みや語彙力、読解力などの国語力の向上は、すべての教科の問題内容の理解の基礎になります。4章で紹介した交互練習法が有効なのは、このような互いの関係性や共通点を潜在的に学習できるからかもしれません。

96 第5章 やる気はどこからわいてくるのか？

　また、学校の授業では、問題の解き方を教えてくれますが、テスト勉強など独学の取り組み方までは詳細に教えてくれません。入試や資格試験の勉強は、学習方法を試行錯誤するという点で、運動学習と同様の潜在的な学習要素も含んでいます。単純作業ではない仕事の場合も同様のことが言えるでしょう。

　一方で、母国語の習得のように、幼いころに自然と身につくものは潜在学習と言えます。第2外国語を習得する場合、それが使われている国に留学すれば、顕在学習に加えて**潜在学習**も生じるためにその習得が速くなると考えられます。潜在学習は非意図的・無意識的なものであるため、日常生活においてピンときませんが、私たちの生活の多くの場面で行われ、気がつかないうちに私たちは多くのことを潜在的に学習しています。

　趣味で読書をすることが、気づかないうちに国語力を高めているというのは経験からも言えます。同様に、楽しみながら洋楽を聴くことや、洋画を見ることは、潜在的にも顕在的にも英語の音に触れていることになります。

（7）学習成果の潜在性

　このように見てきますと、顕在学習と潜在学習とを区別すること自体が難しいと言えるでしょう。学習とは、顕在的、潜在的であるにかかわらず、コップの中に水を入れていく作業のように表現できます。その水があふれ出たときに学習成果が顕在化されると考えるとどうでしょうか。学問的に言うと、"学習成果の潜在性と顕在性"と言えるかもしれません。

　4章で、行動を継続する初期段階では結果を求めずに継続することに集中するとよいと述べました。コップに水を入れている段階では成果は見えないけれど、確実にコップに水は溜まっています。九九の2の段を覚える、新出漢字を10個覚えることは、コップが小さいので比較的容易にいっぱいになり、成果が見えます。一方で、数学の応用問題や英語の長文読解などをマスターするのは、大きなコップに水を入れる作業でしょう。基本的な知識を身につけた上で、さらに試行錯誤や慣れも必要です。魅力的なプレゼン方法を身につける（さらにそれを英語で行う）などもそうです。少し複雑になってきましたので、**図5-5**に、これまで解説してきた潜在学習と顕在学習、学習成果の潜在性と顕在性についてまとめました。

2 気づかないうちに進む学習とは？ 97

図 5-5　顕在学習と潜在学習の分類

> **学習成果の潜在性と顕在性**　学習後、その成果が顕在化するまでには、試行と時間が必要。

顕在学習	潜在学習1	潜在学習2
意図的に取り組む。やり方を教えてもらう。〈教科の学習、仕事〉	非意図的に進む。やり方を教わる対象はない。〈馴化、古典的条件づけ〉自然と学習する。学習したこと自体わからない場合もある（認知バイアスがある）。	意図的に取り組む。やり方を言語で教えることが難しい。〈運動学習、スキル学習、独学〉試行錯誤で身につける。最良の学習方法があるわけではない。

　生活しているとき、遊んでいるとき、学習しているとき、自分が気づかないところでさまざまな学習が進んでいます。潜在的な学習のあり方やしくみを知っておくことで、われわれの生活はいっそう豊かになることでしょう。例えば、**よい結果が出ていなくても学習は着実に進んでいる、楽しみながらでも学習ができる、取り組んでいるうちにいつかコップから水があふれてくる、という前向きな気持ちをもてます。**これまで気休めでしかなかった声かけも、本心から思って言えるようになるのではないでしょうか。

🟣 まとめ

　馴化や慣れは、非意図的に進む潜在学習であり、新しい刺激を欲するモチベーションとなります。日常生活でのできごとの関係性を学習することもまた、潜在的に行われます。意図的に行う教科学習や運動学習においても、潜在的な学習は進み、学習者が気づいていない無意識下のレベルで学習が蓄積されていきます。取り組んだ成果は少し後から顕在化されてきます。気づかないところで進む潜在学習のしくみや、学習の成果は少し後から見えてくることを知っておくと、新しく何かをやってみようとするときに、希望や勇気をもつことができるでしょう。

潜在学習が進むと脳活動はどのように変化するのか？

(1) モチベーションの脳内機構

　マズローの欲求階層説で見てきたようにモチベーションの種類は段階に応じてさまざまですので、動機づけに関わる脳部位も脳全体に広がっています。それぞれのモチベーションに関わる脳部位はどうなっているでしょうか（**図1-8**を見ながら読んでください）。

　欲求段階説の最下層の生理的欲求である摂食・飲水行動、睡眠、生殖行動は、間脳の**視床下部**が制御しており、**脳幹**も関わっています。安全の欲求、危険の回避はネガティブな情動の中枢である**扁桃体**の役割が大きいと言えます。ポジティブな報酬系は**側坐核**や中脳の**腹側被蓋野**のドーパミン神経が関わっています。学習全般には記憶が重要ですので、**海馬**を含む**大脳辺縁系**、**大脳基底核**や**小脳**も関わります。社会的な欲求や自己実現の欲求などの高次の欲求には**大脳皮質**が関わっていて、特に**前頭前野**は報酬の予測、感情の制御、実行機能など、目標をたてる作業や行動を継続することに深く関与します。前頭前野は側坐核や扁桃体のはたらきを制御しており、海馬を必要する記憶は前頭前野で固定され長期記憶化されることもわかっています。

　では、潜在学習では脳のどのような領域がはたらいているでしょうか。

(2) 習熟すると脳は省エネで活動する

　潜在学習には潜在的な記憶も顕在的な記憶も関わっているため、脳の記憶に関係する部位はほとんどすべて潜在的な学習に関係しています（大黒, 2023）。**海馬**は新しいできごとを記憶し、維持するために必要ですし、手続き記憶や運動の記憶、習慣化した行動には**線条体**や**小脳**が必要です。情動が高まるときは記憶が残りやすいので、**扁桃体**や**側坐核**も重要となります。ワーキングメモリを使っているときには**前頭前野**が必要です。

　潜在学習は、意図的に取り組んでいる学習ではないので、それに対応した脳

活動を調べることは難しいと言えます。しかし、運動学習やスキルの学習は、潜在学習の要素をもっていました。このようなスキルの学習において、試行錯誤している学習獲得時とスキルが熟達した時期とで脳活動を測定し、比較した研究はいくつかあります。

スキル学習の脳活動を検討した研究では、4つの音が呈示されて、その音に対応するように指でキーを押すという課題が用いられました。結果を簡単に説明すると、スキル習熟前は、小脳の広い範囲、線条体、運動野、前頭前野、頭頂連合野で活動が高まりますが、スキル習熟後は、補足運動野、小脳の狭い範囲、頭頂連合野が活動しました (Jenkins et al., 1994)。ボールペンでボードの溝を手の感覚だけを頼りになぞる課題では、習熟前では右運動前野、頭頂皮質、左小脳半球の活動が高まり、習熟後は補足運動野と前頭葉の内側部の活動が高まりました (Petersen et al., 1998)。これらの結果から、スキル学習が習熟すると、学習初期に活動した脳部位とは別の部位の活動が高まること、活動する領域は獲得初期に比べて狭い範囲なることがわかります (橋本, 2007)。ピアニストの演奏中も脳の活動範囲は狭くなっていました（3章1節）。

運動学習などは身につけるまでは試行錯誤しながら苦労しますが、身につけてしまえばそれまでより簡単にできるようになるのです。そのような心の変化は、脳部位の活動の"省エネ化"と対応しているのでしょう。では、潜在学習は、どのような脳部位ネットワークが活動するときに生じるのかを見ていきましょう。

(3) 潜在学習はどんなときに進むのか

仕事や勉強など集中して作業しているときには実行系ネットワークが、リラックスしているときには安静時ネットワークがはたらきます（1章4節）。そして、集中して作業をしているときや休息しているとき以外の多くの時間を、私たちは**ルーティン**とよばれる習慣的な行動で過ごしています。通勤中や買い物中もそうですし、仕事やプライベートな時間のうち、それほど集中しなくてもできる作業中では、行動に使うための脳や心のはたらきが節約されています。このようなときに潜在学習が獲得されていくのではないでしょうか。前節（p.93）で説明した電車やスーパーの例もそうですし、新しい職場に異動して1

ヵ月も仕事をすれば、誰と誰が仲良しかという人間関係が自然と見えてきます。

　学業や仕事、スポーツを集中して行っているときも、それに関連する潜在学習は進んでいきます。仕事、問題の解き方、運動動作を言葉で教えてもらったとしても、それを自分なりにうまくできるようになるには、試行錯誤が必要だからです。その試行錯誤がルーティン作業になること、それが、職場でひと通りの仕事ができるようになる、英語を読めるようになる、フリースローが入るようになる、ということなのでしょう。先の研究結果より、これらの作業が容易にできるようになったときの脳活動は、やり始めたときと比べて活動の範囲がせまくなり、省エネ状態になっているはずです。

　一方で、安静時や睡眠時は行動していませんので、おそらく潜在学習は進みません。しかし、安静時や睡眠時には潜在的な心のはたらきが整理されていると考察してきました（1章4節）。安静時ネットワークがはたらくときには、新しい発想が浮かんだり、新しい法則が理解できたりすると言われています。これは潜在的に学習していたことが顕在化されることと関係していそうです。

　脳全体が関わる無意識下の"潜在学習"は、私たちの気づかないところで、私たちをサポートするようにはたらいていると考えてみてはどうでしょうか。**このような潜在学習のはたらきの詳細を知ること、またそれを遠くから眺めてみることで、自分に少し力が沸いてくる、何かを始めてみようと思える、他者をもっと信頼できるようになるかもしれません。**私たちの潜在学習に乾杯！

💜 **まとめ**

　モチベーションに関わる脳部位は、脳全体に広がっています。視床下部は摂食・生殖・睡眠など生得的な動機づけに関わり、大脳辺縁系の扁桃体は安全の欲求や危険の回避に関与しています。ポジティブな報酬には大脳基底核の側坐核が重要です。社会性の欲求（承認や自己実現の欲求）には前頭前野など大脳皮質が重要な役割を果たしています。仕事、学業、スポーツ、楽器演奏などが習熟してくると、脳は省エネ運転になります。行動すると潜在学習が起動しますので、それを味方につけて何かを始めてみましょう！

第6章
疲れた脳や心は どうすれば回復するか?
―― 脳と心のレジリエンス ――

　病気や事故で手の指がなくなると、その指から脳に入る感覚情報は途絶えます。すると、その指の感覚情報を担っていた脳部位は別の機能をもつようになります。反対に、脳梗塞や事故などで脳部位が損傷を受けると、例えば、右手に運動機能の障害が出るなど後遺症が残ります。しかし、右手を動かそうとするリハビリテーションを繰り返すことで、右手の運動機能は少しずつ回復します。このとき、損傷を受けた脳部位とは別の部位が右手の運動機能を担うようになります。このような脳機能の再編や修復はどのように行われるのでしょうか。

　また、私たちは、災害や事故に巻き込まれたときに、心に大きな傷を負います。日常生活でも、対人関係などのストレスを感じています。このようなストレスに遭遇したときにどう対処すればよいでしょうか。

　本章では、脳と心の機能回復とストレスへの対処法について、一緒に考えていきます。心の機能回復においては、海馬で新生する神経細胞が重要な役割を果たしています。脳で新しく生まれる細胞が、私たちの心の健康のために機能している側面を見ていきましょう。

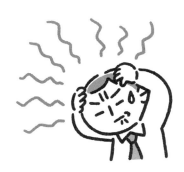

1 脳の機能は取り戻せるか？

（1）脳の機能地図

　脳は部位ごとに果たす役割が異なりました。例えば、海馬は記憶に重要で、扁桃体はネガティブな情動に関与することを説明してきました。このような機能局在は、ヒトの大脳皮質で詳細に調べられています。20世紀の初めに、**ブロードマン**によってヒトの大脳皮質が52の部位に分類されました（**図 6-1**：例えば一次視覚野はブロードマンの17野）。この**脳地図**は、現在においても脳部位を示す際に使われています。1章で説明したように、**ペンフィールド**も、脳に直接電極を入れて刺激することで、身体のどの部位に運動や感覚が生じるかを調べ、運動野と体性感覚野の機能地図を作成しています（**図 3-5** 参照）。このような脳の機能地図は一生変わらないものなのか、柔軟に変わっていくものなのか、もし変わるとすればどのように変わるのでしょうか。

（2）指の感覚と脳部位の再編

　ペンフィールドが調べたように、手の5本の指をそれぞれ刺激すると別々の脳領域が活動しますので、5本の指に対応する脳地図が作成できます（**図 6-2 A・B**）。このとき、例えば事故で中指だけが切り落とされたとすると、中指の

図 6-1　ブロードマンの脳地図 （Brodmann, 1909 より）

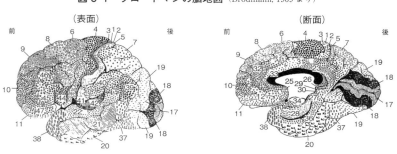

図 6-2　指切断サルの体性感覚野の再編（吉田他，2006をもとに作成）

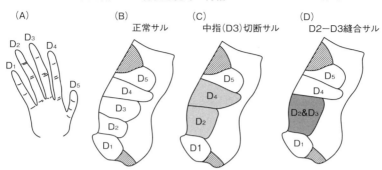

情報を処理していた脳部位には情報が行かなくなります。その結果、中指の感覚を処理する脳部位の隣にある薬指担当の脳部位が大きくなって中指の領域まで進出してきます（**図 6-2C**）。また、中指と薬指を縛ってこれらの2本の指が常に同時に動くようにすると、それまで中指と薬指で別々に感覚処理をしていた領域の区別はなくなってしまいます（**図 6-2D**）。このような知見は、サルを対象に行われた研究によって得られています (Merzenich et al; 1984, Allard et al., 1991; 吉田他，2006)。

これらの結果は、**感覚刺激**の遮断や運動動作の一体化によって、担当していた脳領域が変化する、再編成されることを示しています。では、脳領域の再編成は体性感覚野だけで起きるのでしょうか。

(3) 盲人の視覚野

ヒトでは感覚刺激を遮断するような研究は倫理的にできないため、先天的に目の不自由な人を対象に研究が行われています。目の不自由な人の触覚や聴覚が健常な人よりも敏感で、点字の理解や楽器の演奏に秀でていることはよく知られています。本書では、**視覚刺激**を完全に把握できないという意味で盲人という語を使います。

Renier et al.（2010）は、先天盲の人および2歳までに視覚を失った早期盲人12人（平均年齢49歳）を対象に、聴覚課題と触覚課題を行い、視覚野がある後頭葉の活動をfMRIで測定しました。その結果、早期盲人では**聴覚刺激**およ

び**触覚刺激**を処理する課題において、後頭葉内の中後頭回の活性が高まりました（図6-3 A・B）。一方、視覚が健常な人では、聴覚刺激や触覚刺激で後頭葉の活動は高まりませんでした。

聴覚刺激を担う**一次聴覚野**（側頭葉）や体性感覚を担う**一次体性感覚野**（頭頂葉）は、**一次視覚野**（後頭葉）と離れた所に位置しています（図1-8参照）。早期盲人において、触覚刺激や聴覚刺激がどのような経路で後頭葉に到達するのかはわかっていません。しかし、幼少期から視覚刺激が脳に入力されない人では、視覚野でも音刺激や触覚刺激を処理していることから、これらの感覚処理に優れた能力をもっていることが理解できます。

このような視覚刺激の遮断による脳の再編成は、視覚が失われた年齢によって異なります。先天盲の人は、前述したように後頭葉が視覚以外の他の機能に再編されますが、5歳で視力を失った人の場合ではその置き換わりの程度は小さく、10歳を過ぎてから視力を失うと置き換わりの程度はさらに小さくなります。これは脳の高感受性期と対応すると言えるでしょう。2章2節（4）で紹介した子猫の視覚剥奪の研究においても、視覚野の置き換えは子ネコでは生じますが、大人ネコではほとんど見られませんでした。また、ピアノの練習による脳部位の髄鞘の変化も12歳で止まってしまいます（3章1節）。

そうした知見がある一方で、人生の途中で視覚を失った人でも、聴覚刺激に対して後頭葉が活動することがわかっています（Voss et al., 2006）。研究の対象は平均41.5歳の男女6人で、18歳〜37歳で失明し、失明期間は平均15年程度でした。これらの後期盲人に音刺激を呈示して、どこから音が聞こえたのか、その方向を指し示すという課題を行ってもらい、脳活動を測定しました。その結

図6-3　早期盲人の聴覚刺激と触覚刺激による視覚野の活動
（イーグルマン，2022, p.56 より）

(A) 聴覚で反応する脳領域　　(B) 触覚で反応する脳領域

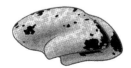
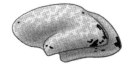

果、後期盲人では視覚が健常な人とは異なり、課題遂行中に後頭葉が活性化しました。これらのことから、**大人になって脳の柔軟性が少なくなったとしても、長期間の失明生活を経験することで脳の再編成が起きることが示唆されます。**このことは、3章のタクシードライバーの脳の変化とも矛盾しません。

(4) 目隠しをしたときの視覚野

では、健常な視覚をもつ大人に対して、短期間だけ視覚を剥奪したときに、後頭葉はどのような活動を示すでしょうか。視覚健常者に5日間目隠しをしてもらい、**触覚刺激**の訓練プログラム（点字の学習）を実施しました。その後、点字の弁別課題が行われ、そのときの後頭葉の脳活動がfMRIで測定されました。この研究には、合計47名の健常視力者（18〜35歳）の男女が参加し、目隠し群と非目隠し群にランダムに振り分けられました。5日間の**視覚刺激**の遮断の後に行った点字の弁別課題では、目隠し群は非目隠し群より成績がよく、目隠し群では触覚刺激に対して後頭葉で脳活動が認められました（Merabet et al., 2008）。

興味深いことに、目隠し群の後頭葉の脳活動は目隠しを外した24時間後には消失しました。このように視覚刺激を遮断して触覚刺激に対する訓練を行うことで、視覚野が触覚刺激に対して活動すること、子どもではなく大人でも生じること、さらにそれが5日程度の**感覚遮断**でも生じることは驚きです。

5日間の目隠し後の脳の変化が、24時間後には消失していたという報告は、1週間かけて試験勉強したのに試験が終わるとほとんど忘れてしまっている私たちの記憶のふるまいと似ています。**大人になればなるほど、使わなければ元に戻るという"脳のゆりもどし"は早そうです。**また、このような感覚遮断による脳の再編成について考えると、睡眠中は目を閉じていて視覚情報が遮断されているので視覚野が他の感覚機能に乗っ取られないかと心配になります。しかし、睡眠中に夢を見ているときには視覚野が活動しており、そのような"乗っ取り"は行われません（7章1節）。このような点からも、睡眠中に夢を見ることは大事なことなのかもしれません。

(5) 幻肢のしくみ

ここで"**幻肢**"という現象について触れておきます。幻肢とは、事故や戦争

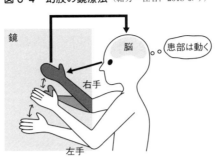

図 6-4　幻肢の鏡療法 （緒方・住谷，2018 より）

などで肘から下の腕を切り落とされた人が、ないはずの手があるように感じる、ないはずの手に痛みを感じることを言います。失った手のことを深層心理で受け入れることができないために痛みを感じる、というような精神分析的な考察もできるかもしれません。

　神経科学的な考察では、幻肢も感覚遮断による脳部位の再編成で説明できます。手の感覚情報を担う体性感覚野の周辺では、顔や上腕の感覚情報が処理されています。手からの情報がなくなることによって、顔や上腕の情報を担っていた脳部位が手の情報処理をしていた領域にまで拡がってきます。そのため、顔を触るときに失った手を触られたような感覚が生じるようです。ないはずの手に痛みを感じる幻肢痛に対する臨床的な療法として、運動野への磁気刺激や薬物処置があります。ほかの興味深い療法として、鏡を見ながら失った手と健常な手を同時に動かそうとすることで、脳内の感覚－運動ループを整える**鏡療法**もあります（**図 6-4**）（緒方・住谷，2018）。失った手を動かそうと試みることで、その痛みがおさまることは不思議な感じがします。腕を失った後に生じた脳の再編を、意図的に再々編する試みなのかもしれません。幻肢という不思議な現象とその治療について考えるとき、脳と身体の関係の奥深さを再確認できます。

(6) 脳損傷からの機能回復

　ここまで、感覚器官や末梢神経の障害によって、その情報処理を担っていた脳部位が再編される知見を紹介してきました。ここでは、事故や脳梗塞などで脳部位が障害を受けた後に、**リハビリテーション**によって脳の機能が回復する

1 脳の機能は取り戻せるか？ *107*

知見を紹介します。

　脳梗塞などで脳を損傷した後に、例えば、神経細胞が増えてシナプスが元どおりに回復するようなことは起こりません。ですが、さまざまなリハビリテーションを実施することで、脳を機能的に回復させることができます。**例えば、右手の動きを担っていた脳部位が損傷され、右手が動かなくなったとしても、右手を少しずつ動かそうとすること、右手の筋肉を刺激すること、脳を磁気刺激することによって、右手は再び動くようになります。**これは、他の脳部位が右手を動かす機能を担うように脳機能の再編が起こるためです（原．2016）。障害された脳の機能を別の脳が肩代わりすることを、**脳の機能代償**といいます。脳梗塞後に障害を受けた運動機能がリハビリテーションによって回復するときには、その運動機能を担っていた反対側の運動野や小脳が活性化するようになります（Chollet et al., 1991）。

(7) サルへのリハビリテーション

　近年、サルを対象にした研究において、運動機能のリハビリテーションによる脳部位の機能代償が検討されてきました。Nudo らの研究グループは、サルの運動野を電気刺激し、どの部位の筋肉が収縮するかを調べて、運動野の脳地図を作成しました。前述したペンフィールドが行った手法と類似しています。

　右手の運動機能は左脳の運動野が、左手の運動機能は右脳の運動野が担っています。リスザルはヒトと同様、微細に手指を動かすときには利き手を使います。実験では、クリューバボードとよばれる大きさの異なる穴が設置されたボードに餌を置き、リスザルに手指を使ってその餌を取らせる課題が行われました（**図 6-5**）。穴が大きいと手指全体を使って餌を採ることができますが、穴が小さいと特定の指を使って餌をつまむ必要があります。

　Nudo らの一連の研究において、運動機能を担う脳部位は、利き手のほうが非利き手よりも広いことがわかっています。また、大きな穴から餌を得る場合には利き手の運動に関わる脳領域は増加しませんが、小さな穴から餌を得る訓練をした場合には、利き手の運動に関わる脳領域が広がります（Plautz et al., 2000）。

　Nudo らは、リスザルの運動野に人工的に脳梗塞を作成したところ、利き手の指を支配する脳領域はなくなってしまい、利き手の微細な運動機能が消失し

図 6-5　サルにおける小石を小さな穴から取り出す課題（Plautz et al., 2000 より）

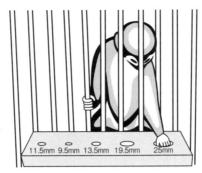

ました。しかし、クリューバボードを用いて指を使った精密な運動を繰り返しリハビリテーションすることによって、その運動ができるようになるとともに、それまで上腕や肩を支配していた脳領域が指の運動を担うようになりました（Nudo et al., 1996）。このような脳の機能代償の知見が、現在のヒトでの運動リハビリテーションに応用されています。これらの動物を用いた最近の基礎研究では、機能代償した脳にどのような変化が起こっているのか、そのメカニズムが検討されています（大石，2005; 肥後，2017）。

🧠 まとめ

手からの触覚刺激や目からの視覚刺激が長期間遮断されると、それらの情報を処理していた脳部位は、他の機能（例えば聴覚など）を担うようになります。大人が目隠しして数日間点字を学習するだけでも、触覚刺激に対して視覚野が活動するようになります。しかし、目隠しを外すとそのような脳の変化はすぐに元に戻ってしまいます。脳梗塞の後に生じる運動機能の障害では、障害された運動を少しずつリハビリテーションすることで、他の脳部位がその運動機能を代償するようになります。感覚器の損傷と脳の損傷、どちらが起こっても、行動を継続することで脳内が再編されていきます。大人になってからは脳と身体の柔軟性は小さくなりますが、もし障害が起きてもその機能を回復・代替させる可能性を有しています。

ストレスで傷ついた心を癒すには？

(1) ストレスとは

　私たちは毎日の生活で**ストレス**を感じて生きています。子どもから老人まで例外はないでしょう。誰もが、学業や仕事、人間関係などに問題を抱えています。ストレスは、元来は物理学の"歪み"に由来する用語ですが、心理学や生理学においてはハンス・セリエが提唱した概念です。一般的にストレスと言われますが、ストレスを引き起こす刺激を**ストレス刺激（ストレッサー）**、ストレスによって生じる生体の反応を**ストレス反応**として区別するとわかりやすいです。

　ホームズの研究では、配偶者の死を100点として、さまざまなストレス刺激を点数化しました（**表6-1**）(Holmes & Rahe, 1967)。

　親族の死、離婚、友人の死などの喪失が高得点であることは理解できます。一方で、結婚、妊娠、就職、卒業など周りの人からお祝いされるイベントも高得点になっています。このことは不思議に思うかもしれませんが、よく考える

表6-1　生活上のできごとに伴うストレス点数 (Holmes & Rahe, 1967 より)

配偶者の死	100点
離婚	73点
夫婦の別居	65点
結婚	50点
失業	47点
家族の重病	44点
妊娠	40点
親友の死	37点
転勤	36点
1万ドルの借金	31点
入学、卒業	26点
引っ越し	20点

110 **第6章 疲れた脳や心はどうすれば回復するか？**

とうなずけます。結婚、妊娠、就職などは、それ以前と以降とで生活が一変しますので、ストレス刺激になります。4章でも述べたように、目標が達成できた後は、さらに高いレベルでの行動の継続が必要となります。就職、結婚、妊娠のストレスは新たな目標へのストレス刺激と考えられそうです。

(2) 大きなストレスで脳は変化する

　発達期に養育者から**虐待**を受けた子どもは、海馬、前頭前野、感覚野などの脳部位が萎縮していました（2章3節）。大きなストレス事態は大人の脳に対しても悪影響を及ぼします。2008年の中国で起きた四川大震災（マグニチュード8.0）後に行われた一連の研究を紹介します（荒川・金, 2014）。震災後1ヵ月以内に被災した非PTSDの参加者（44名）と被災していない参加者（38名）の脳画像がMRIで測定されました。その結果、地震を経験した参加者の脳は、海馬、島皮質、線条体で容積が減少し、前頭眼窩皮質と頭頂皮質で容積が増加していました（Lui et al., 2013）。さらに、fMRIによって、安静時の脳部位のネットワークも解析されています。その結果では、非PTSDの参加者（44名）では、被災していない参加者（32名）に比べて、前頭前野、島皮質、線条体で活動が亢進しており、前部帯状回、海馬、扁桃体、線条体を含む安静時ネットワークの結合が弱まっていました（Lui et al., 2009）。また、PTSDの症状がある帰還兵（ベトナム戦争や湾岸戦争）の脳を測定した研究では、海馬や大脳皮質の広い範囲で脳の萎縮や、活動の低下が起こっていました（望月他, 2011）。

　自然災害や戦争体験は大きなストレス事態と考えられ、脳の発達が完成している大人においても、脳部位の活動や脳部位ネットワークの活動に変化が生じます。ただ、大地震や戦争などのストレス体験はいつでも起きる可能性はあるものの、その確率は低いです。一方で、私たちは生活のなかで、毎日ある程度のストレスを感じて生きています。そのような日常のストレス刺激に対して脳はどのように変化するでしょうか。

(3) 日常生活のストレスでも脳は変化する

　若年の男性と女性（各11人）を対象に、「自身の身体イメージをモニター上で操作し、自身の身体と比較する」という課題中の脳活動を測定した研究があ

ります。男性よりも女性のほうが、自身の身体イメージの変化をストレスに感じるという仮説の下で研究は行われました。参加者自身の服装と姿勢を統一し、その撮像をコンピュータで操作し、＋5％ごとに＋25％までの肥満イメージ像が作成されました。そして肥満イメージ像と真のイメージ像とを参加者に呈示し、どちらが不快かを選択させ、同時に脳活動を測定しました。その結果、女性の参加者は肥満イメージの像を不快と回答し、赤い点を見つめるだけの統制条件と比べて、扁桃体と前頭前野の活動が高まりました。この結果は、肥満イメージに対してのネガティブな感情が生起したため扁桃体が活動し、その感情を制御しようとして前頭前野が活動したと考えられます(岡本他, 2008)。一方で、男性は視覚野と頭頂葉、側頭葉といった視覚経路の活動が高まりました。**女性は男性に比べると、自身の肥満イメージの画像をストレス刺激と評価していることがわかります。**

　日常生活で感じるストレスとしては、職場、学校、家族など、対人関係のストレスが多くを占めます。このような、対人関係ストレスが生起するときの脳活動はどのように変化するでしょうか。健常な13人の参加者に、2つの条件の課題を行ってもらい、その最中に脳活動を測定しました。ストレス条件では、対人ストレスに関連する情動語が3つ呈示され、そのなかから最も不快なものを選び、統制条件では、情動性のない中性語の3つのなかから最も中性的なものを選ぶというものでした。その結果、中性単語の呈示時と比較して、対人ストレス語の呈示に対して、左右の背側線条体（尾状核）、左の視床、左の海馬傍回の活動が高まりました(岡本, 2005)。また、単語の不快さの評定が高いほど、左右の尾状核や左の視床の活動が高まることも示されています。ストレス刺激には大脳基底核や大脳辺縁系の活動が高まるようです。

　これらの結果より、日常生活でストレス刺激を受けると扁桃体や線条体の活動が高まり、それを前頭前野などの大脳皮質が抑制している図式が浮かび上がります。私たちは、日常的にストレス刺激を受け、それを受け流したり乗り越えたりしながら生活しています。そのときに前頭前野のはたらきが重要です。

　では次に、ストレスからの回復に焦点を当てて、脳と心のはたらきを見ていきましょう。

(4) レジリエンスとは

　私たちは目標が達成できなかったときや失敗をしてしまったときには、その喪失から回復する力が必要となります。ストレスを受ける時期やその大きさの程度の差こそあれ、誰もがどこかで“つまずき”や“傷つき”を経験します。このようなストレス刺激から回復する力のことを**レジリエンス**とよびます。

　レジリエンスは、生得的に備わっている**資質性**のものと、経験によって得られる**獲得性**のものとに分類されます（平野. 2010）。日本における研究において、性格理論を用いて資質性と獲得性の2次元のレジリエンス尺度が作成されています。資質的なものとしては「**楽観性**」「**統御力**」「**社交性**」「**行動力**」が、獲得性のものとしては「**問題解決志向**」「**自己理解**」「**他者理解**」が得られています（平野. 2010）。では、強いストレス経験を受けた後にレジリエンスを発揮した人、つまり逆境から心理的な回復を示した人の脳はどのように変化しているのでしょうか。

(5) レジリエンスに関わる脳部位

　Norbury et al.（2023）は、2013年以降の研究を対象として、レジリエンスの高い人の脳活動を解析し、6つのレジリエンスの心理要因ごとに活動した脳部位を整理しました。研究の対象となった人は、幼少期に虐待を受けた人、職業中に大きな事故に遭遇した経験のある人（救急隊員や軍人）で、その後に心的外傷などの心的問題がない人です。このようなレジリエンスの高い人と、虐待や大きな事故に遭遇していない人の脳活動が比較されています（同じ経験をして PTSD などの症状のある人との比較も含みます）。

　Norbury らの研究で分類されたレジリエンス6つの心理的要因は、「**感情の調節**」「**報酬への反応性（楽観性）**」「**認知的制御と柔軟性**」「**社会的支援と認知**」「**行動的な対処**」「**恐怖の消去**」であり、前項で述べた平野（2010）の7つの要因と類似しています。このうち「感情の調節」について、レジリエンスの高い人の脳活動の特徴を図 6-6 に示しました。

　この図は、レジリエンスの高い人が感情の調節を必要とする課題を行ったときなどに高まった脳部位を表しています。前頭前野に属する脳部位の活動が高まっており、扁桃体の活動が低下していることがわかります。このようにレジ

図 6-6 レジリエンスが高い人の「感情の調節」についての脳活動
(Norbury et al., 2023 をもとに作成)

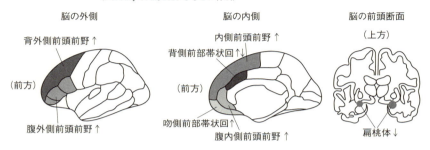

※矢印は活動の高まり(↑)と低下(↓)を表す。

リエンスの高い人では、6つの要因すべてにおいて前頭前野の活動が高まります。同様に、レジリエンスの高い人では前部帯状回の活動が4つの要因において高まります。また、感情の調節、社会的支援、行動的対処、恐怖の消去の4つの要因で、扁桃体の活動が低下しています。このような結果から、レジリエンスの高い人では、ストレス時において前頭前野や前部帯状回の活動が高まり、ネガティブ感情（扁桃体の活動）をコントロールしていると言えます。

では、ストレスを克服した人のストレス対処時に高まる前頭前野や前部帯状回の活動は、大きなストレスから回復した結果として得られたものなのでしょうか。もともと前頭前野のはたらきが生得的に強いためにストレスを克服できたのでしょうか。答えは今後の研究に委ねますが、資質的なレジリエンスと習得的なレジリエンスごとに脳活動を分析すれば明らかにできるかもしれません。

(6) ストレスに対処する具体的な方法

これまでストレス刺激に対する脳活動の変化を見てきましたが、日常生活においては、どうすればストレスを克服し、レジリエンスを高めることができるのかを考えることのほうがむしろ重要でしょう。人はいつ大災害や大事故に遭遇するかわかりませんし、日常生活でもいつか"大きくつまずく"ときがくるものです。適応力や柔軟性を培いながら"どんなときも折れない心"を育てるにはどうしたらよいでしょうか。平野（2010）と Norbury et al.（2023）で挙げられたレジリエンスに関する7つの心理的要因、「**感情の調節**」「**認知的柔軟**

性」「問題解決志向」「行動力」「楽観性」「社会的支援」「自己理解」に当てはめながら、ストレスへの対処法を考えていきましょう。

〈感情の調節・認知的柔軟性〉　目標が達成できなかったり、大事なものを失ったりしたような重篤なストレス刺激に遭遇したときには、食事や睡眠が十分にとれない、アレルギー反応が出るなどのストレス反応が生じます。そのときはストレス状態にどっぷり浸かってしまいそうになりますが、**少し遠くから自分の様子を他人ごとのように眺めるようなメタ認知を駆使するとよいでしょ**う。もちろん、難しいことではありますが、ストレス刺激を**リフレーミング（認知的再構成）**して、ネガティブな思考だけにならず、ストレス刺激をポジティブにとらえることも試みてみましょう。(マクゴニカル, 2016)。

〈問題解決志向・行動力・社会的支援〉　ストレス反応は、それに対処するための準備反応であって、**ストレス刺激と向き合うことで新しい人間関係を構築できる、失敗から学ぶことができる、と指摘されています**(マクゴニカル, 2015)。つまずく日がいつか来ること、しかし、つまずきは新しい出会いのチャンスになるかもしれないことを、あらかじめ想定しておくと、ストレス刺激への適切な対処が可能になるでしょう。

〈楽観性〉　もし、ストレス刺激と向き合うことが難しい場合は逃げ出してもいいですし、目標が達成できなければ、あきらめてもいいです。肝心なことは、少し休んでからまた、行動を再開できるようになることです（4章1節）。生きていればなんとかなるものです。

〈社会的支援〉　実際にストレス刺激を受け、心身が疲弊しそうになったときには、どのような具体的行動・対処法があるでしょうか。まず思い浮かぶのは、心の不調について誰かに相談することです。これは多くの人が日常的に行っていることでしょう。**学校や仕事のストレスは家族に聞いてもらい、家族でのストレスは友人に聞いてもらうなどが理想的です**。それが難しい場合には、学校や職場、医療機関のカウンセラーに相談するといいでしょう。しかし、この方法は相手が必要なので夜間や休日は難しいですし、費用がかかる場合もあります。他者に話を聞いてほしいけど他者には話しにくい場合もあるでしょう。

〈自己理解〉　ペネベーカーは、トラウマ経験やストレス経験を書き出すことでストレスが軽減されることを示しました(Pennebaker & Beall, 1986)。この研究

では、参加者はひとりで 1 日 15〜30 分間の筆記を 3〜4 日続けます。その結果、筆記群は筆記なし群に比べて、長期的に見た医療機関の受診率が減少しました。また、健常な参加者に怒りの経験を 3 週間にわたって筆記させると、ネガティブな思考の繰り返し（思考の反芻）が減った知見もあります（荒井・湯川, 2006）。

　「書き出す」ことは、誰かに話すのと同じようなカタルシス効果（発散効果）が得られます。ペネベーカーは、ストレス経験そのものが心身の健康に影響を及ぼすのではなく、その経験によって生じた感情や思考の発散を抑制することが心身の健康を悪化させると指摘します（Pennebaker, et al. 1987）。書き出すことは、目標をたてるときやテスト勉強にも有効でした（4 章 1, 2 節）。**書き出していくことで、自分の考えを整理でき、感情を発散でき、さらに価値観や目標を再確認できます。書いたものを読み返すことで、自身の感情を客観的にとらえるメタ認知も促進できるでしょう。**日常的な経験を書き出す日記などを継続すると脳にどんな変化が起きるかは、興味深い研究テーマです。

🩶 まとめ

　災害や戦争を経験して大きなストレスを受けた人は、海馬や大脳皮質の広い範囲に萎縮が起きています。日常生活で感じるストレス刺激によって、扁桃体や線条体は活性化し、それを制御するために前頭前野の活動が高まります。大きなストレスを受け、逆境にありながらもそこから回復するレジリエンスが高い人は、ストレス状況で、前頭前野や前部帯状回の活動が高まり、扁桃体の活動が弱まっています。ストレスに対処するには、ストレスと向き合いながら認知的な再構成を試みる、人からサポートを受ける、楽観的に考える、自分の感情や価値観を書き出す、などが挙げられます。ストレスは日常的に生じるものですので、上手に対処しながら、自身のレジリエンス力を高めましょう！

海馬はどのようにトラウマ記憶を消し去るのか？

(1) 海馬で新しく細胞が生まれる

　ヒトの神経細胞は一度形成されると、分裂して増えることはなく、胎児や乳児の頃に神経細胞は最も多くなり、成長する過程では減少していくだけと考えられていました。しかし、1960 年代に、成熟ラットの**海馬**で発達期と同様に神経細胞が新生する（**神経新生**）ことが発見され (Altman & Das, 1965)、さらにその 30 年後、成人したヒトにおいても海馬で神経新生が発見されました (Eriksson et al., 1998)。これ以降、新生細胞の機能を探る研究が、マウスやラットを対象に現在でも行われています。

　ヒトの海馬における神経新生の数は 1 日に 700 個程度です (Spalding et al., 2013)。興味深いことに、ヒトでは線条体でも神経新生が起こり、マウスやラットでは嗅球や視床下部でも神経新生が認められています (Boldrini et al., 2018; Yoo & Blackshaw, 2018)。今後も、別の脳部位で神経新生が発見される可能性は十分にあるでしょう。マウスなどのげっ歯類では、幼少期に神経細胞の新生は多く見られますが、老年期には減少します。そのため、ヒトでも年齢を重ねると神経新生は見られなくなると予想されていました。しかし、最近の研究において、14 歳から 79 歳までの健康なヒトの海馬を測定したところ、高齢者でも神経新生が維持されていると推察されています (Boldrini et al., 2018)。では、この新しく生まれた神経細胞はどのような役割があるのでしょうか。

(2) 海馬は宣言記憶に関与する

　神経新生の機能を説明する前に、記憶と海馬の関係について復習しておきましょう。記憶は言葉で表すことができる**宣言記憶**と、言葉では表すことが難しい**非宣言記憶（手続き記憶）**に大きく分類されます（**図 6-7**）。

　宣言記憶には、"昨日の夜はカレーを食べた"というできごとの記憶である**エピソード記憶**と、"フランスの首都はパリである"という知識を形成する**意味記**

図 6-7　記憶の内容にもとづく分類（Squire & Zola-Morgan, 1991 をもとに作成）

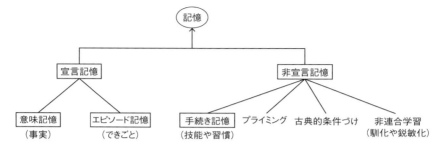

図 6-8　海馬内の神経伝達の回路（A は安田・梅森, 2011 より）

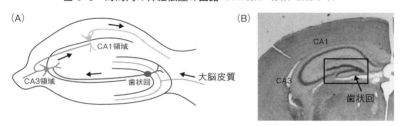

憶とがあります。これらの宣言記憶は海馬で処理されてから大脳皮質などへ移行して、**長期記憶**として保存されます。大脳皮質や脳幹から海馬へ入力された情報は、海馬内を1周して再び大脳皮質や大脳皮質下（大脳基底核や大脳辺縁系）へと出力されていきます（**図 6-8**）。このような神経系のしくみから、海馬は宣言記憶の短期的な貯蔵庫とも言えますし、その記憶を長期的に保存するための入り口とも言えます。一般的に記憶力がよいという場合は、これらの宣言記憶が優れていることを指します。

一方で、手続き記憶は"自転車に乗る"や"バットでボール打つ"など動作や運動の記憶のことです。一度覚えてしまえばしばらく経験がなくても忘れることのない記憶で、小脳や線条体が担っています（1章3節、5章2節）。

(3) 海馬を切除した H.M. 氏の研究

海馬と記憶の関係を明らかにした有名な研究があります。27歳のときに海

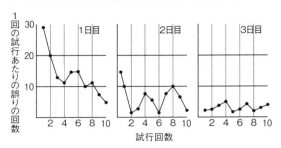

図6-9 H.M.氏による鏡映描写課題の成績（Milner, 1965をもとに作成）

馬を切除したH.M.氏は、術後は新しいことを覚えられず、少し前のことは忘れてしまっていました。一方で、小さい頃の記憶と手続き記憶は残っていました。鏡を見ながら星型の図形を描くという鏡映描写課題では、回数を重ねるにつれて誤反応数が少なくなり、課題に要する時間も短くなりました（**図6-9**）。しかし、翌日に課題をするときには前日に課題をしたこと自体を忘れていました。身体で表現する手続き記憶は保持されていましたが、それを遂行したというエピソード記憶は障害を受けていたのです。このことから、この2つの記憶は別々の脳部位で処理されていることがわかります。

（4）新生細胞はどのような役割をもつか

　海馬で新生される神経細胞の役割に話を戻します。海馬の新生細胞は**歯状回**という海馬内の部位で生じます（**図6-8**）。この海馬歯状回で新たに生まれる細胞の役割としては、場所やできごとを弁別する機能（**パターン分離**）、記憶を長く維持する機能（**長期記憶化**）、記憶を消去・忘却する機能（**記憶のクリアランス**）の3つが報告されています（Sahay et al., 2011; Pereira-Caixeta et al., 2018; Ishikawa et al., 2014）。

　パターン分離とは、似た状況やできごとをそれぞれ別ものとして記憶しておくことをいいます。小中学校の友人、高校の友人、大学の友人では共有している記憶が異なりますが、パターン分離することでそれぞれの友人と別々の共通話題で盛りあがることができます。パターン分離と長期記憶化に関しては、新生細胞が記憶の保持をサポートしています。

3 海馬はどのようにトラウマ記憶を消し去るのか？　119

（5）新生細胞は恐怖記憶を忘却させる

　海馬歯状回の神経新生の3つ目の機能に**記憶のクリアランス**があります。ク
リアランスとは記憶したことを忘れる「**忘却**」や、覚えていた行動を生じさせ
なくする「**消去**」のことを意味します。いずれもこれまでに学習・記憶したこ
とが行動に表れない状態をいいます。

　マウスを対象にした研究ですが、海馬の新生細胞が恐怖記憶の忘却に関与す
ることを明らかにした研究があります（Akers et al., 2014）。その結果を簡単に説明
していきます。まず、大人マウスより子どもマウスのほうが、新生する神経細
胞は多く、恐怖の記憶を早く忘れます。さらに大人マウスの新生細胞を人為的
に増加させると、子どもマウスと同じように恐怖記憶を早く忘れるようになり
ます。このことから、海馬の新生細胞が増えると恐怖記憶が忘却されやすくな
ると言えます。

　私たちは覚えたい意味記憶（英単語や歴史の年号など）をなかなか覚えるこ
とができない一方で、日常生活の忘れてしまいたいトラウマ記憶を忘れること
ができずに、悩んだり、落ち込んだり、ときには精神的健康を損なってしまい
ます。もし、ヒトにおいても海馬の新生細胞を増やすことができれば、嫌な記
憶を早く忘れることができるかもしれません。

　Akers らの研究では、大人マウスにおいて海馬の新生細胞を増やすために、
3つの方法が用いられています。1つ目は抗うつ剤であるフルオキセチンの投
与で、2つ目は認知症の治療薬であるメマンチンの投与です。3つ目は、後の
お楽しみです。これらの方法は他の研究においても、成熟動物の海馬の神経新
生を増加させることが確かめられています。では、ヒトでもこれと同じ方法で
神経新生が起こるでしょうか。ヒトを対象にして薬物投与前後や運動前後で海
馬の新生細胞の数を調べることは難しいので、確かなことは言えません。しか
し、マウスで得られた結果はおそらく人間にもあてはまるでしょう。

（6）新生細胞は心を回復させる

　海馬の神経新生がパターン分離や長期記憶化を担っていること、一方で、恐
怖記憶の忘却を促進させることをこれまで見てきました。記憶を維持すること
と忘却することは矛盾するように思えます。しかし、記憶の忘却を消去の学習

と置き換えると、この矛盾は解消されます。**消去学習**とは、これまで覚えたことを更新して新しく学習しなおすという、さらに高次の学習です。マウスの場合では、電気ショックを受けた場所に何度か入れられて、電気ショックがこない経験を積み重ねると、「この場所は以前危険だったが今は安全である」と、新しく学習し直します（**図 6-10**）。つまり、海馬の新生細胞は"過去の恐怖"を"怖くないもの"に更新することを促進する役割をもつと言えます。

　ヒトの場合では、トラウマ記憶を消去しようとすると、病院で長期間の療法等を受ける必要があります（石丸・金, 2009）。もし、ヒトの海馬の新生細胞を増やすことができれば、トラウマ記憶の消去を早めることができるかもしれません。

　フルオキセチンやメマンチンを投与すると、なぜ海馬の神経新生が増加するかの詳細はわかっていません。フルオキセチンは抗うつ薬で、脳内のセロトニンのはたらきを高めます。そのため、恐怖のトラウマ記憶を時間の経過とともにマイルドな体験に変容させる、つまり恐怖の状態を和らげる作用をもつということで理解しやすいです。

　一方で、メマンチンは認知症の治療薬ですが、NMDA 受容体の阻害薬ですので、学習や記憶を阻害する機能をもつと言えます。認知症が進行する過程では NMDA 受容体に作用するグルタミン酸が過度に活性することで、細胞死が生じることが指摘されています（喜田, 2020）。メマンチンの投与は、グルタミン酸の過度の活性を安定させて細胞死を遅らせるはたらきがあるようです。実際

図 6-10　マウスの恐怖条件づけにおける消去学習

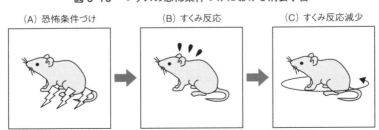

小部屋に入れられ電気ショックをうけたマウスは（A）、次の日に同じ部屋に入れられると、すくみ反応を示す（B）。その後、部屋に入れられても電気ショックが来ないことを何度か経験すると、すくみ反応は減少していく（C）。これを消去学習という。消去学習において、マウスは部屋に入れられても、電気ショックはもう来ないという新しい学習を獲得する。

にPTSDの患者に、認知症の治療薬のメマンチンを12週間投与して症状が回復したという報告があります (Hori et al., 2021)。不安障害やPTSDの患者へ認知症薬を投与すると、海馬の神経新生が増えて、脳の過活動を安定したものに再編し、トラウマ記憶を和らげる、というストーリーは非常に興味深いです。

　海馬の神経細胞を増やすための3つ目の方法は何だと思いますか。それは、マウスに輪回し行動、つまり自発的な運動をさせることです。これなら私たち自身でもできそうですね。**運動によって海馬の血流が高められ、新しい血管が生成されることで、ヒトにおいても神経細胞の新生が増加すると指摘されています。**ヒトは運動を継続すると脳が構造的にも機能的にも変化し、認知機能が高まり、情動が安定することを3章で見てきました。本章の知見から、運動が記憶や情動によい影響をもたらすのは、海馬歯状回で神経新生が増加していることとも関係していると言ってよいでしょう。

💙**まとめ**

　海馬の歯状回では、大人になってからも神経細胞が新生します。この新生細胞には、記憶を保持する機能に加えて、トラウマなどの恐怖記憶を忘却する機能があります。マウスの研究では、抗うつ薬の投与、認知症の治療薬の投与、運動することの3つの方法で、海馬の新生細胞が増加します。PTSDの患者に認知症の治療薬を投与することにより、トラウマ記憶が忘却されて、その症状が改善することが報告されています。運動によって脳に変化が起き、こころが安定することにも、海馬の神経新生が関わっている可能性があります。やはり、運動は大切です。

第 7 章
眠ることは脳と心にとってよいことか？
──睡眠による脳と心の保護──

　小中学生から子育て世代まで、若者の睡眠不足が指摘されています。学業や部活、仕事や育児の多忙さに加え、就寝直前までスマートフォンを使用することよって、日々の生活リズムが乱れていることが原因のようです。壮年期から老年期になると、若い頃のように長く眠り続けることが難しくなります。睡眠が必要だとわかっていても、十分な睡眠時間をとれない、良質の睡眠をとれない、という悩みは世代を越えて耳にします。

　多くの人は1日に5～6時間ほど眠ります。時間の差こそあれ、哺乳動物はどの種も睡眠をとります。意識が一時的になくなると危険が増して生存に不利にはたらきますが、それでも長時間の睡眠をとるのはなぜでしょうか。睡眠は脳や身体を休ませるはたらきをもつと言われますが、どんなメカニズムなのでしょう。また、睡眠は記憶や学習を促進すると言われますが、その詳細はどんなものでしょうか。

　本章では、睡眠の種類や段階について解説し、脳の清掃システムであるグリンパティックシステム、記憶の固定・忘却と、睡眠の関係を見ていきます。健康な生活には十分な睡眠が必要であり、睡眠不足が身体に悪影響を及ぼすことを理解し、毎日の睡眠時間をしっかり確保しましょう！

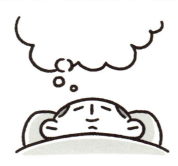

ヒトはなぜ眠るのか？

(1) 睡眠とは

　睡眠は不思議な行動です。大人であれば毎日6時間程度は眠っているでしょうか。目覚めたときによく眠れた、よく眠れなかったという実感はありますが、意識がないなかで行われますので、本当のところはよくわかりません。また、睡眠中にはさまざまな**夢**を見ますが、多くの夢はすぐに忘れてしまいます。現実の記憶と錯綜しないために夢を忘れることはよいことなのかもしれませんが、断片的に長く残る夢の記憶もあり、とても不思議です。それにしても、どうしてヒトはこれほど長時間眠るのでしょうか。

　太古の時代では、眠っているところを他の動物に見つかれば、容易に捕獲されてしまい大変危険です。それでもヒトが長時間眠る理由は、日中にフル回転させた脳と身体を回復させるためという考え方が有力です（本多, 2008）。脳と身体を休ませるということは"心"を休ませることでもあります。危険と引き換えに、"心の安定"を選択した動物が睡眠を享受しているのかもしれません。大脳皮質がヒトほど発達していない哺乳動物の睡眠時間はどうでしょうか。コアラ、ネズミ、トラはヒトより長く眠る一方で、ウマやキリンは2～3時間程度とかなり短い睡眠です。同じ哺乳類でも居住場所や食性などの要因によって睡眠時間は変化するようです。

　50年ほど前に行われた、ラットを眠らせないようにした研究では、不眠にされたラットは2～3週間で死んでしまいました。ヒトでは1960年代に高校生を対象とした研究が行われ、11日間の断眠をした記録が残っています。彼は断眠2日目から目の焦点が定まらず、幻覚や白昼夢を見るようになり、異常な行動をとるようになりました。しかし、断眠後にたっぷりと睡眠をとり、その後は無事に生活を送ったようです。現在では断眠することは心身に悪い影響を与えることから、このような実験は倫理的に実施できません。

　ところで、睡眠を引き起こすような**睡眠中枢**は存在するでしょうか。**視索前**

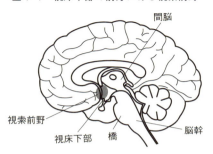

図 7-1 視床下部の前方にある視索前野

野とよばれる視床下部の前方にある脳部位には、睡眠中にだけ活動している神経細胞があり、ここが睡眠中枢だと言えます（**図 7-1**）(西多, 2024)。覚醒を引き起こすのは脳幹にある神経細胞の活動であり、この2つの脳領域の活動のバランスで、睡眠と覚醒が切り替わります。

(2) 睡眠には2種類ある——レム睡眠とノンレム睡眠

睡眠と覚醒の違い、睡眠の種類や段階の違いは、**脳波**によって区別できます。睡眠には**レム睡眠**と**ノンレム睡眠**の2種類があり、ノンレム睡眠は眠りの深さによって4段階に分けられます（**図 7-2**）。最近では、深い眠りの3〜4段階目を区別せずに3段階とする場合もあります。

ノンレム睡眠は大脳皮質を休ませる眠りであり、レム睡眠は大脳皮質が活性している眠りです。この眠りの違いは、眠りの深さではなく、眠りの質的な違いによるものです(櫻井, 2017; 西多 2024)。ノンレム睡眠は**徐波睡眠**ともよばれ、最も深い眠りの段階には周波数が小さい徐波が見られ、覚醒時とは大きく異なる脳波を示します。ノンレム睡眠中には大脳皮質に加えて、脳幹、大脳基底核、視床など脳の広い領域でその活動が低下します。一方で、前述した**視索前野**の活動は高まり、ノンレム睡眠が維持されます。

レム睡眠時には、大脳皮質が活性しているため、脳波は覚醒時とそれほど違いません（**図 7-2**）。レム睡眠を駆動させているのは脳幹の**橋**という領域です。レム睡眠中は、感覚情報が視床で遮断されて、大脳皮質へ届かないようになっており、運動情報は脊髄レベルでとどまり、身体へ届きません(櫻井, 2017)。そ

図 7-2 覚醒時、ノンレム睡眠時、レム睡眠時の脳波（Horne, 1989 をもとに作成）

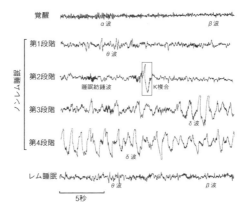

のため、レム睡眠中は、大脳皮質と身体が切り離され、身体は休息しながらも大脳皮質は活動しているという不思議な状態になっています。眠っている人のまぶたの下で眼球が動いていることから、REM（Rapid Eye Movement）睡眠とよばれるのです。レム睡眠時に起こされると、夢を見ていたと報告することが多いです。レム睡眠中は、視覚野、扁桃体、海馬の活動が覚醒時と同じ程度かそれ以上に高まっており、鮮明で情動的な夢を見ることができます。しかし、前頭前野の活動は低下しているため、支離滅裂な夢が多くなります。ノンレム睡眠中にも夢を見るのですが、海馬や扁桃体など大脳辺縁系の活動が低下しているため、夢の内容も情動的でなく、目覚めたときに夢を見たこと自体を覚えていません。

ヒトの睡眠では、ノンレム睡眠が 60 〜 70 分程度、レム睡眠が 20 〜 30 分程度続き、約 90 分をサイクルとした睡眠が繰り返されます（図 7-3）。夜中に悪夢で起きてしまうのは、早い時期のレム睡眠時に目覚めた場合です。明け方はノンレム睡眠の眠りも浅くなり、レム睡眠が長くなることで、夢を見ている時間も相対的に長くなっていきます。

（3）動物の効率的な睡眠

ヒトのようにレム睡眠とノンレム睡眠に分類できる睡眠は**真睡眠**とよばれ、

図7-3 健康な成人の睡眠図（レム睡眠とノンレム睡眠のサイクル）（櫻井, 2017, p.27をもとに作成）

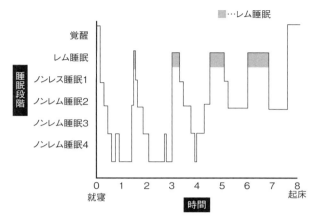

鳥類と哺乳類に限られています。魚類、両生類、爬虫類の睡眠には深いノンレム睡眠は認められず、**原始睡眠**とよばれます。興味深いことに、イルカは泳ぎながら眠り、脳を半分ずつ休ませるという**半球睡眠**をとります。イルカは夜に活動が低下してくると、左右交互に眼を閉じます。脳波を測定すると、右眼を閉じているときには左脳の活動が小さくなり、左眼を閉じると右脳の活動が小さくなります（Mukhametov et al., 1977）。このような半球睡眠は、アシカの仲間や長時間飛び続けている渡り鳥にも見られます。活動中でも脳を半分だけ休ませながら睡眠できることは効率がよく、海中で生活する哺乳類や空を飛び続ける鳥類は、ヒトとは別の方向に睡眠を進化させたのでしょう。

　ここまで睡眠について簡単に概説しました。睡眠の目的が脳や身体の疲労回復のためであるとすると、その具体的な方法やシステムはどんなものでしょうか。睡眠の機能についてさらに見ていきます。

(4) 睡眠中に脳内が清掃されている

　睡眠の機能のなかで注目を集めているのは、脳内の**老廃物の除去**という役割です。身体内での老廃物は、血管やリンパ管、腎臓や肝臓などの内臓のはたらきで、汗や尿、便として排泄されていきます。しかし、脳内にはリンパ管はないため、脳内に残された老廃物がどのように排泄されるのかはよくわかってい

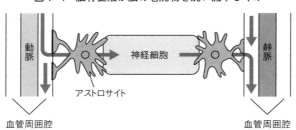

図7-4 脳脊髄液が脳の老廃物を洗い流すしくみ

ませんでした。脳の中の動脈や静脈といった血管は直接には神経細胞と接しておらず、**アストロサイト**という**グリア細胞**が両者を仲介しています（**図7-4**）。このグリア細胞が脳内の老廃物の除去に重要な役割を果たしているのです。

脳内の液体（脳脊髄液や間質液）は、血管周囲腔とよばれる管を通って行き来しています。血管周囲腔はアストロサイトとつながっていて、動脈側の血管周囲腔→アストロサイト→神経細胞→アストロサイト→静脈側の血管周囲腔という順序で、脳内の老廃物は脳外へと送り出されます（**図7-4**）。このような脳内の老廃物除去システムは**グリンパティックシステム**とよばれており（グリアとリンパを合わせた名称です）、そのシステムの詳細は現在も実証的研究が重ねられています（毛内, 2020）。

グリンパティックシステムの重要なポイントは、覚醒中ではほとんどはたらかず、睡眠中にはたらきが高まるという点です（Chong et al., 2022）。ここで、やっと睡眠とつながりました。

脳内の老廃物がうまく外に排出されないと、**アミロイドβ**などの有害タンパク質が脳内に溜まっていき、脳内の神経細胞が減少します。そうすることで、**アルツハイマー型認知症**の発症の可能性が高まります。ヒトは老齢になると睡眠時間が減少する傾向にあり、睡眠とアルツハイマー型認知症との関連も議論されています（岡田・岡田, 2023）。**十分な睡眠時間をとることが脳の老化や疾患の予防につながると言えるでしょう。**

次に、睡眠とグリンパティックシステムの関係について見ていきましょう。グリンパティックシステムのはたらきによくない影響をもたらす神経伝達物質は、**ノルアドレナリン**です。ノルアドレナリンは恐怖や不安といったネガティ

ブな情動やストレスとも関係が深く、覚醒や交感神経系のはたらきを促進します。不安などのストレスでよく眠ることができない場合や、夜遅くまでスマートフォンを使用することでノルアドレナリンのはたらきが高まると、グリンパティックシステムのはたらきが抑制されます（毛内. 2020）。深いノンレム睡眠でグリンパティックシステムが活性化することや（Benveniste et al., 2019）、レム睡眠を剥奪すると、このシステムがうまく作動しない（Si et al., 2022）こともわかっています。マウスを対象とした研究でも、レム睡眠中はノンレン睡眠中に比べて、赤血球が毛細血管へ流れ込む量は2倍となることから、レム睡眠中に脳の清掃システムが高まっているようです（Tsai et al., 2021）。

このような知見から、グリンパティックシステムは、レム睡眠とノンレム睡眠の両方で作動していることがわかります。**睡眠不足や睡眠負債は脳の老廃物を蓄積させ、認知症のリスクも高めます。十分な睡眠は現在の健康だけでなく、将来の健康のためにも重要です。**

🧠 まとめ

ヒトの睡眠にはレム睡眠とノンレム睡眠があり、眠りの種類や深さは脳波によって規定されます。視索前野は睡眠中に活動しており、睡眠中枢として機能しています。レム睡眠では身体は休んでおり、脳は活動しています。一方で、ノンレム睡眠では脳も休んでいます。睡眠後すぐにノンレム睡眠に入り、眠りが深くなって、その後レム睡眠に切り替わり、この2種類の睡眠が約90分間のサイクルで繰り返されます。睡眠中には、脳の老廃物の排泄も作動します（グリンパティックシステム）。規則正しい十分な睡眠をとることが、脳を清掃し、認知症の予防にもなります。

睡眠は記憶を強くする!

(1) 睡眠中に記憶が固定される

　1960年代には、睡眠中に学習する教材が流行したようです。現在、そのような教材は見ませんので、あまり効果がなかったのでしょう。しかし、睡眠が記憶の固定に関与することは、ヒトや動物の研究において数多く報告されています (田村, 2013)。では、睡眠はどのように記憶の定着や保持に関与しているのでしょうか。

　日常生活で使用する記憶は、**宣言記憶**である**エピソード記憶**と**意味記憶**、**非宣言記憶**である**手続き記憶**（運動の記憶）に大きく分かれました（6章3節）。エピソード記憶と意味記憶には海馬が、手続き記憶には線条体や小脳が関与します。情動の記憶には扁桃体と海馬が重要です（**図7-5**）。そして、これらの記憶が大脳皮質や小脳などの広い脳領域で**長期記憶**として保存されます。

　これまでさまざまな記憶の種類と睡眠との関係が多くの研究で調べられてきました。例えば、睡眠前に数字や単語のリストを覚えさせ、その後に睡眠をとる群と覚醒を継続する群に分けて、睡眠後に記憶テストをすると、睡眠群の成績がよくなります (澤田, 2023 西多, 2024)。睡眠が記憶を向上させるというよりも、不眠が記憶の保持を悪くするとも言えます。さらに、手続き記憶や運動の記憶も、睡眠によって向上することがわかっています。

　では、レム睡眠とノンレム睡眠のどちらが記憶に重要でしょうか。エピソー

図7-5　記憶の種類とそれを担う脳部位

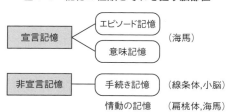

ド記憶や意味記憶ではノンレム睡眠の深い段階が、手続き記憶ではレム睡眠が重要という研究結果や (Maquet, 2001)、レム睡眠とノンレム睡眠の両方ともがこれらの記憶に重要 (Gais et al., 2000) という結果もあり、研究結果は一致していません。記憶課題の種類や実験手続きの違いによって結果が異なるのかしれません。最近の研究では、ノンレム睡眠とレム睡眠のそれぞれが視覚学習の異なる側面に作用していることが示されています (玉置, 2021)。

第4章で、長期的に記憶を維持するには集中学習よりも分散学習のほうが有効であること、その理由として睡眠が関係している可能性を指摘しました。睡眠中の脳では、記憶を長期間維持するために、どのようなことが起こっているのでしょうか。

(2) 睡眠中に覚醒時の復習をしている

2014年にノーベル賞を受賞したオキーフは、半世紀前の研究において、ラットが迷路内のある場所にいるときには、海馬内のある細胞が活動することを発見しました (O'Keefe & Dostrovsky, 1971)。ラットが滞在する場所と活動する海馬の細胞が対応することから、このような細胞を**場所細胞**とよびました。そして近年、ラットが迷路内を移動したときに活動した場所細胞が、睡眠中に再び活性するという研究結果が数多く報告されています (田村, 2013)。

覚醒時に迷路内のAの場所、Bの場所、Cの場所というように順番に活動した場所細胞は、睡眠中には同じA-B-Cの順で再活性すること、また安静時にはC-B-Aと逆の順序で再活性することがわかっています (石野他, 2013)。これらのことから、覚醒中にある経験をしたときの脳活動が、睡眠中や安静時中に再生されている、**つまり睡眠中に覚醒中の経験が復習されている（！）ことが示唆されます**。こうした現象は**リプレイ現象**とよばれ、比較的浅い段階（主に第2段階）のノンレム睡眠中で行われています。また、場所の順序だけでなく、時間的な順序もリプレイされます (井ノ口, 2015；Eichenbaum, 2013)。睡眠中のリプレイ現象は、海馬だけでなく大脳皮質、視床、線条体でも発見されています。

(3) ヒトも睡眠中に復習している！

上述したリプレイ現象はラットやマウスによる報告でした。ヒトの場合でも

同様の現象は起きるでしょうか。ヒトの研究では、嗅覚手がかりとしてバラの香りが使用され、その匂い刺激があるなかで図柄の場所を覚える課題が使用されました (Rash et al., 2007)。課題は、30マスのなかにある15組の同一の図柄の場所を覚えた後、それを裏向けにして一方の図柄を呈示し、もう一方の図柄の場所を答えるというものでした（**図7-6**）。トランプ30枚を使って事前にカードの場所を学習した後に行う神経衰弱テストと考えるとわかりやすいです。脳活動を調べると、この課題を実施しているときには海馬で活動が生じています。

実験では、就寝前にバラの香りを呈示された状態でこの課題を習得します。その後、参加者は眠りにつき、睡眠の各段階でバラの香りを呈示され、fMRIで脳活動が測定されます。そして睡眠終了後に、図柄を1つ呈示され、もう一方の図柄の場所を答える記憶テストが行われました。その結果、ノンレム睡眠中にバラの香りを呈示された参加者は、香りを呈示されなかった参加者やレム睡眠中にバラの香りを提示された参加者と比較して、睡眠後の記憶テストの成績がよくなりました。また、睡眠中にバラの匂いを呈示された参加者では、海馬の活動が高まりました。これらの結果より、**ノンレム睡眠中に（手がかりを与えて）海馬を活性化させると、覚醒中に覚えた記憶の固定が進むと言えます。**

睡眠中でも嗅覚器官は開放されているので、バラの香りを使って睡眠中に海馬を活性化させるという操作が、実験のアイデアとして非常に優れていると思います。海馬を必要とする記憶の固定が睡眠中に進むのであれば、手続き記憶

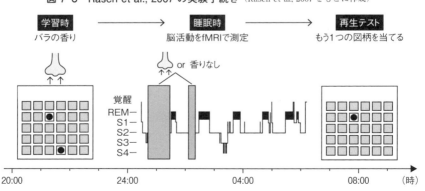

図7-6　Rasch et al., 2007の実験手続き（Rasch et al., 2007をもとに作成）

の固定は睡眠中に線条体や小脳で進むのかもしれません。大脳皮質の活動が低下しているノンレム睡眠中に、海馬が活性して覚醒時の復習が行われているという仮説は、大変興味深く、睡眠の重要性が改めて感じられます。

(4) 大脳皮質はいつ休んでいるのか

ヒトの睡眠は、日中にフル回転している脳、特に大脳皮質をクールダウンさせる役割をもちます。大脳皮質が休んでいるノンレム睡眠中でも、海馬で記憶が整理（固定）されていることは、実に能率的な営みであると言えます。では、ノンレム睡眠中の大脳皮質は、記憶の固定にどのような役割をもつのでしょうか。ノンレム睡眠中に大脳皮質は本当に休憩しているのでしょうか。

ノンレム睡眠時にラットの海馬の脳波（EEG）を記録すると時折、**リップル波**（鋭波）とよばれる鋭い波形が現れます（**図 7-7**）。また、大脳皮質では**徐波振動**（0.5〜1 Hz）、**紡錘波**（7〜14 Hz）とよばれる異なる波形が見られます（**図 7-7**：紡錘波は間脳の視床で生起し大脳皮質に伝わります）。

これらの海馬の鋭波、大脳皮質の紡錘波、徐波振動の3つの波は、時間的関係性を保って活動しています。精密に記録すると、鋭波が生じるとすぐに紡錘波が生じるという規則性が見られ、まるで海馬の鋭波と大脳皮質の紡錘波は同期しているかのようです。そしてこのような現象は比較的浅いノンレム睡眠中（2段階目）で起こることもわかっています。このような海馬と大脳皮質の脳波の連動性が、海馬で処理された記憶が大脳皮質に移行して長期記憶化される

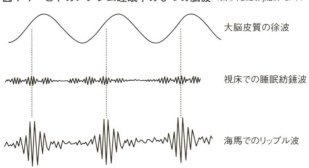

図 7-7　ヒトのノンレム睡眠中の3つの脳波（西多, 2024, p.207 より）

134　第7章　眠ることは脳と心にとってよいことか？

という仮説の生物学的な基盤となっています（田村. 2013）。

　ヒトの場合では、ノンレム睡眠時の海馬と大脳皮質の関係はどのようになっているでしょうか。健康な若者を対象に、覚醒時と睡眠時に脳波とfMRIで脳活動を測定し、脳部位のネットワーク活動を検討した研究があります。結果としてわかったことは、ノンレム睡眠の2段階目では海馬と大脳皮質の安静時ネットワークの活動は同期しており、その結合が強くなる一方で、ノンレム睡眠3～4段階目では、その結合はなくなるということです（Andrade, 2011）。これらヒトでの知見は、前述したラットの知見とも一致しています。ヒトにおいても比較的浅いノンレム睡眠時（2段階目）において、海馬と大脳皮質が同期して、情報を受け渡しながら記憶の固定が進められているのでしょう。

　ノンレム睡眠中の深い眠りになると、大脳皮質の血流や代謝は覚醒中に比べて格段に落ちます。この深い眠りにおいてもなお、大脳皮質では錐体細胞が活動し、徐波を作り出します。つまり、ノンレム睡眠中でも大脳皮質は完全に休んではいません。そうすると、この徐波の揺れが、記憶の固定や忘却、感情の安定などに関与しているのかいないのか、新たな疑問がわいてきます。

　最近のラットの研究において、ノンレム睡眠の深い段階で徐波とδ（デルタ）波が見られ、記憶の固定には徐波（4段階目）が、記憶の忘却にはデルタ波（3段階目）が、競合的に関与していることが示されています（Kim et al., 2019）。また、ノンレム睡眠中のグローバルな徐波が記憶の固定に、ローカルな徐波が記憶の忘却に関与することが、学習理論より導かれています（Yoshida & Toyoizumi., 2022）。こうした知見を概観すると、**深いノンレム睡眠中には、記憶の固定と忘却の両方が進むと言えます。**深い睡眠中にどのような記憶が固定され、どのような記憶が忘却されていくのかなど、さらなる興味がわいてきます。

（5）レム睡眠も重要！

　レム睡眠中の脳波は覚醒時とそれほど違わないため、かつてはノンレム睡眠よりも浅い眠りだと考えられていました。しかし、前述したようにノンレム睡眠とレム睡眠とは睡眠の質が異なるというのが最近の考え方です。断眠の後ではレム睡眠が多くなることや、ノンレム睡眠後に覚醒させて、レム睡眠だけ断眠させる（30分眠って、60分起きておくことをくり返す）実験では、2日目か

ら睡眠後すぐにレム睡眠に移行することが報告されています（櫻井, 2017）。汗を
かくと水を補充する必要があるように、レム睡眠はそれがなくなると補充する
必要がある重要な睡眠と言えます。**前述したように脳内の清掃システムや記憶
の固定は、ノンレム睡眠中だけでなく、レム睡眠中にも行われています。ヒト
において、レム睡眠の割合が減少すると認知症や死亡のリスクが高くなります。**

　乳児の睡眠は大人と比べると長いですが、特にレム睡眠が長く、大人の2倍
程度と見積もられています。乳児期の脳内では、レム睡眠中にどのようなこと
が起こっているのでしょうか。発達期の幼若マウスで調べてみると、運動学習
や恐怖条件づけを行った後、レム睡眠中に運動野や頭頂連合野でシナプスの形
成と刈り込み（整頓）が促進され（Zhou et al., 2020; Li et al., 2017）、脳の発達にとって
重要なプロセスが進むことがわかりました（2章1節）。このようなマウスでの
知見は、ヒトの脳の発達にもあてはまるでしょう。

　マウスを対象にした研究ですが、レム睡眠中に視床下部から海馬に至るホル
モン（**メラニン凝集ホルモン**）を活性化すると、海馬で処理される記憶の忘却
が促進されるという結果が得られています（伊澤・山中, 2020）。前述したように記
憶の忘却はノンレム睡眠中にも起こっていました（Kim et al., 2019）。**記憶の忘却は、
新しい記憶の更新とも考えられますが、これについても、レム睡眠とノンレム
睡眠のどちらもが重要であると言えます。**

🩶 まとめ

　大脳皮質の活性が小さくなるノンレム睡眠中に海馬が活動し、記憶の固
定のプロセスが進みます。ノンレム睡眠中の海馬では、覚醒中と同じ脳
活動が再現されることで、復習がなされています。また、ノンレム睡眠中
の浅い段階で、海馬で処理された記憶が大脳皮質へ移行して長期記憶とし
て保存されている可能性も指摘されています。レム睡眠は幼少期の脳の発
達に重要な役割をもち、この睡眠がなくなると認知症や死亡のリスクが高
まります。レム睡眠中にもノンレム睡眠中にも記憶の忘却が行われており、
どちらの睡眠も同じように重要と言えます。

3 睡眠中の夢は何を表しているのか？

(1) 睡眠中の夢と性格

　ヒトはひと晩に3～5個の夢を見ているそうです。まったく夢を見ないという人もいれば、よく夢を覚えている人もいます。何が違うのでしょうか。睡眠中の夢と性格特性との関係を調べた研究では、夢をよく覚えている高想起者は心配性で不安傾向が高い人だそうです。一方で、夢を見る頻度が少ない低想起者はのんびり穏やかでストレスにも柔軟に対応できる人のようです（松田, 2023）。夢の記憶のあるなしは、夢を気にするかどうかによるのかもしれません。この節では、誰もが気になる睡眠中の夢のはたらきを見ていきます。

(2) 睡眠中になぜ夢を見るのか

　ヒトはレム睡眠中にもノンレム睡眠中にも夢を見ます。なぜ睡眠中に夢を見るのか、その理由についてはわかっていませんが、いくつか仮説はあります。夢が記憶を再処理して、必要なものを残しているというもの。夢が不要な記憶を消去しているというもの。これは村上春樹氏の小説に出てくる主人公に与えられた仕事、"夢読み"の作業と似ています。著者のお気に入りは、今後必要となる行動をシミュレートしているという仮説です。夢は日常生活の復習と考えるよりも、予習と考える方が前向きで楽しそうです。よい夢を見ることができればという条件つきですが。

　レム睡眠中に起こすと70%の人が夢を見ていたと報告します。しかし、睡眠全体中に夢を見ている時間は50%以上あると言われており、レム睡眠は睡眠全体の2割程度であることから、私たちはノンレム睡眠中にも夢を見ていることになります（西多, 2024）。

　眠りにつくと、まずノンレム睡眠に入り、深い徐波睡眠の後にレム睡眠に切り替わります。しかし、お昼に20～30分間うとうとしたときや、朝に一度目覚めてから再び眠りついたときにも夢を見たような感じがします。これはノン

レム睡眠中の夢なのでしょう。夢を見ているのはレム睡眠中と眠りの浅いノンレム睡眠中（第 1 〜 2 段階）と考えると、ちょうど睡眠全体の 50 〜 60% になります。

(3) なぜ夢の内容をすぐ忘れるのか

　夢を見たことは覚えているが、その内容を覚えていない、すぐに忘れてしまう、ということは多くの人が経験していることでしょう。このような"夢の記憶の不思議"はどうして起きるのでしょうか。レム睡眠中には脳が活動していますが、脳の各部位のはたらきが覚醒中ほど統制されていないことがその原因のひとつです。しかし、夢の記憶が鮮明になりすぎると、現実と夢のどちらが本当の世界なのかわからなくなりそうなので、そのくらいのほうがよいのでしょう。

　レム睡眠中に**扁桃体**の活動が高まると**悪夢**となり、目的地にたどりつかない、追いかけられている、というところで目覚めたりします。夢の内容が良好なときは、目覚めたときにもっとその世界にいたかった、夢なら好きなことができたのにと思いますが、手遅れです。レム睡眠中は**前頭前野**の活動が弱いため、メタ認知がはたらかず、夢を見ていてもそれが夢だということがわかりません。一方で、夢であることがわかっているという夢があります。これを**明晰夢**と言いますが、著者もごくたまに朝方にそのような夢を見ることがあります。このときには前頭前野がはたらいているため、夢を見ている自分を自覚できるようです。覚醒中にどのような夢を見ようかと計画して、睡眠中にその夢を見るという方法もあるようです。試みたことはありませんが、睡眠中の夢をコントロールできるようになるとよいですね。

(4) 悪夢への対応

　レム睡眠中に扁桃体が活動していると、情動的な夢を見ることを前述しました。現実生活場面で過度の**ストレス**がかかっている場合に悪夢を見ることが指摘されています（西多, 2024）。その場合は現実の生活でのストレスを改善することが望まれます。重篤な悪夢は**自殺企図**を引き起こすこともあり、場合によっては治療が必要かもしれません（松田, 2021）。悪夢への対処法としていくつかの

138 第7章 眠ることは脳と心にとってよいことか？

心理療法や認知行動療法が用いられています。

重篤な悪夢とはいかないまでも、私たちは過去のネガティブなできごとが夢に現れるような、嫌な夢、怖い夢を見ることがあります。このような嫌な夢を見るときには、扁桃体が活動している一方で、前頭前野の活動は弱まっています。そのため、扁桃体だけが暴走しており、ストーリーはよくわからないが、最後の嫌なシーンだけは鮮明に覚えているようなことが起こります。**もし怖い夢を見たときには、"また嫌な夢を見てしまった"と深刻に考えるよりも"夢でよかった"とポジティブにとらえたほうがよいでしょう。**

私たちは日常生活において、それほど重篤ではないさまざまなストレス刺激を受けています。それでもネガティブなできごとは1週間もたてば、つまり7回程度眠れば回復してきます。睡眠中に怖い夢を見ることで、嫌な記憶の消去が進み、少しずつマイルドなものに変換されていくのかもしれません。

PTSDの治療法に**エクスポージャー法**があります（石丸・金, 2009）。トラウマ記憶を安全な場所で想像することで、ネガティブな記憶の消去を促進させるという治療法です（6章3節）。もしかすると、怖い夢や嫌な夢は、自身で行っているセルフ・エクスポージャー法なのかもしれません。これまでの章で、私たちの潜在的な心のはたらきは、私たちを守ってくれるようにはたらいていることを見てきました。睡眠中の夢も例外ではありません。**怖い夢は「また起こるかもしれない、嫌なことが頭から離れない」と考えるよりも「もう夢の世界にしか現れない」と楽観的にとらえておくと、過ごしやすくなるでしょう。**

(5) 睡眠不足の弊害（免疫、ホルモン、気分障害）

発熱や吐き下しなどの体調不良になると、身体を横にして休息するとよい、できれば眠るとよいと一般的に考えられています。このような考えは、覚醒時よりも睡眠時のほうが身体の免疫系が活発になることから来ています。肝炎ワクチンを予防接種したその日の夜に、睡眠をとった群と一晩中起きていた群とでは、4週間後の測定において睡眠群の抗体は覚醒群の2倍程度まで高まっていました。また、6ヵ月間に3回の肝炎ワクチンを接種した後に、睡眠と抗体の量との関係を調べた研究においても、1週間の平均睡眠時間が短くなるほど抗体の濃度が減少していました（スティックゴールド, 2016）。これらの知見から、た

った1日の睡眠不足でも免疫系に影響が出ること、睡眠と免疫系には深い関係があることがわかります。

　ホルモンのはたらきはどうでしょうか。成長ホルモンは、睡眠期にその2/3が放出され、特にノンレム睡眠中にその分泌が亢進します（茂手木・大山, 2005）。**睡眠不足になると、血糖値を下げるインシュリンのはたらきが低下することでⅡ型の糖尿病が発症する可能性が高まります。また、食欲を促進するグレリンの量が上昇する一方で、食欲を抑制するレプチンの量が減少し、食べる機会も増えて肥満になることも指摘されています。**

　睡眠不足を引き起こす疾患として、睡眠時無呼吸症候群があります。この症候群は、睡眠中に呼吸が止まり（1時間に5回程度、10秒以上）、肺や脳に酸素が十分に供給されないという疾患で、5%程度の人が該当します。そのため、この患者は長時間眠っていても睡眠不足になってしまい、十分に睡眠をとっている人と比べ、2.5〜5倍程度うつ病になるそうです（スティックゴールド, 2017）。睡眠が健康に必要不可欠であることが理解できたでしょうか。

🩶 まとめ

　睡眠中に夢を見る理由はわかっていませんが、過去の記憶の整理や、今後の行動の予行演習をするため、と考えられています。レム睡眠中にもノンレム睡眠中にも夢を見ますが、大脳辺縁系が活動しているレム睡眠中の夢は鮮明で、目覚めてからも断片的に覚えています。扁桃体の活動が高まる場合は、悪夢になります。睡眠中に前頭前野が活動しているときには、夢を夢と認識できる明晰夢を見ます。嫌な夢や怖い夢を見たときは、もう夢にしか現れなくなったと、ポジティブにとらえるとよいでしょう。睡眠不足は免疫系、内分泌系など身体のさまざまな側面に悪影響を及ぼします。忙しい毎日ですが、早めに寝る準備をして、この先のよいことを考えながら眠りにつきましょう。

● 第8章 ●

絆はどのように形成され、強まるのか？
―― 愛情と信頼のホルモン「オキシトシン」のはたらき ――

　子どもが生まれると親の生活は一変します。母親も父親も、赤ちゃんから、泣き声、笑顔、いい匂い、すべすべの肌などの刺激を受けます。加えて、ミルクを与える、おむつを交換する、お風呂に入れる、寝かしつけるなどの養育行動に尽力します。妊娠中から母親の身体内のホルモンのはたらきは大きく変化し、産後もその変化は続きます。このときの母親の脳はどのように変化しているでしょうか。また、父親の脳はどうでしょうか。
　母親や父親の脳は、子育てを4ヵ月間すると、さまざまな部位で変化が生じています。また、パートナーを形成するときや他者を信頼するときにも脳やホルモンのはたらきは変化します。これらさまざまな"絆"の形成には、ペプチドホルモンであるオキシトシンが重要な役割を果たします。本章では、子育てをしている母親と父親、および、パートナーや仲間との絆を深めているときに生じる、脳やホルモンの変化について見ていきます。

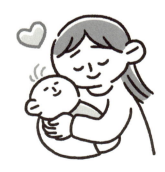

第8章 絆はどのように形成され、強まるのか？

 ## 母と子の絆はどのように深まるのか？

（1）自分の赤ちゃんは特別にかわいい

　赤ちゃんはかわいいものです。イヌやネコの赤ちゃんはもちろん、マウスやラットの赤ちゃんですらとてもかわいく感じます。あたりまえかもしれませんが、親は自分の赤ちゃんのことは、"特別にかわいい"と思っています。親は、赤ちゃんからの泣き声、匂い、笑顔など、さまざまな**刺激**を受け取り、**子育て行動**をします。では、このような赤ちゃんからの刺激と子育て行動によって母親の脳はどのように変化するでしょうか。

　まず、自分の赤ちゃんは"特別かわいい"ということを、脳の活動から実証した研究を紹介します。研究対象は5〜10ヵ月の乳児をもつアメリカ在住の母親28人でした。刺激として、乳児の異なる表情写真（幸せ、悲しみ、無表情など）が使われました（図8-1）。参加者である母親に、自身の赤ちゃんの写真

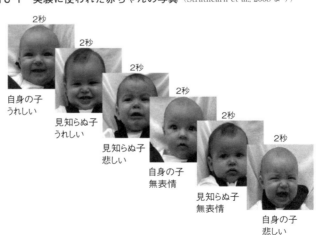

図8-1　実験に使われた赤ちゃんの写真 (Strathearn et al., 2008 より)

30枚と未知の赤ちゃんの写真30枚をランダムに提示し、fMRIで脳活動を測定しました (Stratharn et al., 2008)。

その結果、自身の赤ちゃんを見たときは、**報酬系**に関わる腹側被蓋野、黒質、線条体、前頭葉に加えて、**感情の処理**に関わる内側前頭前野、前部帯状皮質、島皮質、**認知の処理**に関わる背外側前頭前野、**運動出力**に関わる運動野の活動が高まりました。一方で、未知の赤ちゃんに対しては、そのような変化は見られませんでした。また自身の赤ちゃんの幸せな表情が提示されたときには、母親の黒質−線条体のドーパミン経路が活性化しました。**この結果は、母親にとって自身の赤ちゃんの笑顔はこの上ない報酬となることを表しています。**

(2) 子育てによって母親の脳は変化する

母親の日常生活は出産後に激変しますが、その時期に脳はどのように変化するでしょうか。アメリカ在住の母親（平均33歳）19人を研究対象にして、出産した2〜4週間後と4ヵ月後に脳をfMRIで画像解析し、VBM法で脳部位の容量が比較されました (Kim et al., 2010)。その結果、出産4ヵ月後では2〜4週間後と比べて、前頭前野、頭頂葉、大脳皮質下領域（視床下部、黒質、扁桃体）の**灰白質**の容積が増加していました（**図 8-2**）。

前頭前野や頭頂葉の容積の増加は、母親が子育て行動中に**実行機能**が駆使されていたことを示唆します。また、視床下部には養育行動の中枢があり、黒質では報酬に関わる**ドーパミン**が産出されています。感情の中枢である扁桃体と合わせて考えると、これら大脳皮質下領域の容積の増加より、母親の子育ては、

図 8-2　生後2〜4週間後から4ヵ月後に灰白質が増加した脳領域（Kim et al., 2010 より）

(A) 大脳右半球　　　　　(B) 大脳左半球

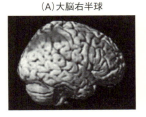
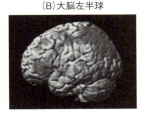

増加した脳領域が濃く描かれている。

赤ちゃんの世話をすること自体が報酬的な側面をもつと言えるでしょう。

さらに、同じ研究グループは出産後6ヵ月経過した母親（18〜40歳の初産婦39人）の大脳皮質をfMRIで測定し、親の**自己効力感**との関連を検討しました(Kim et al., 2018)。自己効力感とは、自分がその目標を成し遂げることができるという自信のことです。その結果、母親の脳では前頭眼窩野や内側前頭前野など前頭前野の容積が増加していました。さらに、親としての自己効力感の得点と脳部位の容積の増加は相関していました。興味深いことに**顔の認知**に関わる紡錘状回の容積も増加していました。これは乳児を抱きながらミルクを与えるなど、近距離で乳児の顔を見る機会が増えたことが原因かもしれません。

産後の母親の安静時の脳内活動のネットワークを調べた研究もあります。0〜10ヵ月齢の乳児をもつアメリカ在住の母親47人の脳がfMRIで測定され、安静時において**扁桃体**を起点とする各脳部の機能的結合が検討されました(Dufford et al., 2019)。扁桃体は主にネガティブな情動に関わりますが、報酬性や動機づけなどポジティブな感情のネットワークの活性化にも関与しています。解析の結果、育児経験の長い母親において、扁桃体 – 前部帯状回、扁桃体 – 側坐核、扁桃体 – 線条体、扁桃体 – 小脳の接続が強くなっていました。また、養育行動の期間が長くなると、扁桃体を起点とする安静時ネットワークの結合が強くなるという相関関係も示されました（図8-3）。**このような結果から、母親の養育行動が進むと、安静時ネットワークの結合が強まることがわかります。**

図 8-3 産後月数と左扁桃体 – 左側坐核の安静時の機能的結合（Dufford et al., 2019 より）

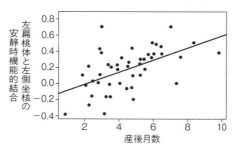

（3）妊娠・出産によって内分泌系は劇的に変化する

　ここまで、育児によって母親の脳が変化することを見てきました。では、このような出産に伴い母親の**内分泌系**はどのように変化しているでしょうか。女性が妊娠と出産を経て母親になり、授乳を含めた子育て行動をしているときには、身体内で劇的にホルモン変動が生じています。妊娠中は、卵巣と胎盤から**女性ホルモン**である**エストロゲン**と**プロゲステロン**が大量に分泌されます。分娩時には視床下部から**オキシトシン**が分泌されて子宮の収縮を促進し、分娩時の苦痛を和らげるために**エンドロフィン**が分泌されます。授乳時には下垂体から**プロラクチン**が分泌されて乳腺を刺激します。

　動物の子育てにおいてもホルモンのはたらきは重要です。妊娠していない成熟雌ラットに雌性ホルモンを投与すると養育行動が発動します。出産したラットでも産後すぐに子どもを取り除くと、しばらくして子を戻しても養育行動は見られなくなります。一方で、出産の経験がない雌ラットを1週間程度子どもに接触させると、子どもを巣に戻す行動や子をなめるような養育行動が生起します（古田，2010）。**このように養育行動が生起するには子どもとの接触が必要なことがわかります。**

（4）母親になると賢く強くなる

　ヒトは母親になると強く賢くなると言われますが、動物において、子育てを経験した母親は認知能力が高く（賢く）なり、感情が安定する（恐怖に強くなる）ことが実証されています。子育てを経験した雌ラットと同週齢の未経産ラットに8方向放射状迷路課題と高架式十字迷路テストが行われました（キンズレー・ランバート，2011）。

　8方向放射状迷路課題では、迷路の各アームの先端にエサが置かれていて、ラットは環境内の空間手がかりを使用して効率よくエサを探すことを要求されます（**図8-4A**）。この課題において母親ラットは訓練の初期から8個中6個以上の餌を取ることができ、未婚ラットに比べて成績がよいです（**図8-4B**）。

　高架式十字迷路テストは恐怖や不安を測定する情動課題です（**図8-5A**）。子育て経験のあるラットでは、壁のない走路に滞在した時間が未婚のラットよりも長くなっており、不安の程度が低くなっていると言えます（**図8-5B**）。

図8-4 8方向放射状迷路課題における母親ラットと未婚ラットの成績（キンズレー・ランバート, 2011 より）

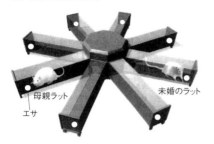
(A) 8方向放射状迷路

実際の実験では、母親ラットのみ、未婚のラットのみで報酬探索課題は行われる。

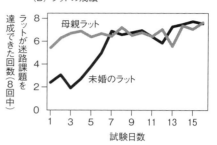
(B) ラットの成績

図8-5 高架式十字迷路課題における母親ラットと未婚ラットの壁なし通路での滞在時間 （キンズレー・ランバート, 2011 より）

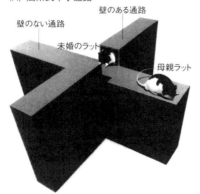
(A) 高架式十字迷路

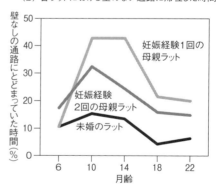
(B) 各ラットにおける壁のない通路に滞在した時間

壁のない通路での滞在時間は、天敵から襲われる可能性が高まるため、抗不安行動の指標となる。

　妊娠から出産にかけて、ラットやマウスの脳内ではどのような変化が起きているのでしょうか。妊娠期の母親ラットでは、養育行動に関与する内側視索前野の神経細胞体の表面積が大きくなり、樹状突起の棘の数も多くなっています (Keyser-Marcus et al., 2001)。脳においては妊娠中から子育ての準備がなされている

1 母と子の絆はどのように深まるのか? *147*

と言えるでしょうか。また、エストロゲンやプロゲステロンを投与し、妊娠期と同様のホルモン状態にしたラットでは、海馬の神経細胞の樹状突起の棘の密度が大きくなります。マウスへオキシトシンを投与すると、海馬の神経細胞間の情報の伝達効率が高まり、空間学習が促進されます (Tomizawa et al., 2003)。子育て中はエサを能率よく獲得するために海馬のはたらきは重要です。

このように、妊娠後期から授乳期にかけての雌ラットでは、ホルモンの変化とともに、子育てを促進し、能率よく行動できるように脳も変化しています。

💜 **まとめ**

ヒトの母親は自身の赤ちゃんを特別にかわいいと感じており、未知の赤ちゃんを見たときに比べて、脳の実行機能系や報酬系に関わる脳部位の活動が高まります。4ヵ月程度の子育てで、母親の脳は大脳皮質(前頭前野)や大脳辺縁系(扁桃体)、中脳(黒質)の灰白質が増加します。マウスやラットにおいても、子育て中の母親は、認知機能が高くなり、恐怖に強くなります。さらに、母親ラットでは、エストロゲン、プロゲステロン、オキシトシンなどのホルモン系にも変化が生じ、海馬での情報伝達の効率がよくなるなど、神経系にもポジティブな変化が生じます。

第**8**章

父と子の絆はどのように深まるのか？

(1) 子育てによって父親の脳も変化する

　最近では、"イクメン"という言葉があり、積極的に子育てをし、楽しみながら親としても成長を望む男性のことをよぶそうです。厚生労働省の調査では、2023年の男性の育児休暇の取得率は17.1%と過去最高となりましたが、5人に1人以下ですので、まだまだ低い数字です。前節では、母親になると脳部位やホルモン状態に変化が生じるという知見を紹介しました。では、父親の子育て中には、脳やホルモン状態にどのような変化が見られるでしょうか。

　子育て中の父親の脳を産後2〜4週間と4ヵ月とでfMRIで画像解析し、VBM法で脳部位の容量を比較しました (Kim et al., 2014)。研究対象はアメリカ在住の16人の父親（平均36歳）で、その半数は初めて子をもつ父親でした。その結果、産後4ヵ月では2〜4週間後と比べて、養育行動の実行機能や動機づけに関与する脳部位である外側前頭前野、視床下部、扁桃体、線条体の灰白質の体積が増加していました。これらの部位の灰白質の増加は母親とも一致しています。また、小型の霊長類であるマーモセットの雄においても、子育てによって前頭前野の樹状突起の密度が増加します (Kozorovitski et al., 2006)。母親だけでなく父親も子育てによって脳が変化するのです。

　父親の養育行動と脳活動の関係を検討した研究によると、乳幼児からの視覚刺激（ビデオ映像）や聴覚刺激（泣き声、笑い声）に対して、父親の大脳皮質と皮質下領域で構成されるネットワークが活性化します (Provenzi et al., 2021)。上側頭溝と内側前頭前野は子どもの気持ちをくみ取る際に、島皮質、外側上前頭回と腹側前部帯状皮質は子どもの刺激を受け取る際に、下前頭回と前頭眼窩野は感情を制御する際に、それぞれ活性化しました。また、自身の乳幼児が刺激として提示されたときには、皮質下領域である線条体、黒質、扁桃体、淡蒼球が活性化しました。この結果は、子どもから受ける刺激や養育行動において、父親の脳は母親と比べて幅広い領域で活動していることを示します。子育てで、

2 父と子の絆はどのように深まるのか？ 149

父親の脳はフル回転する必要があり、母親の脳は能率よく活動すると言えるかもしれません。**こうした父親と母親の脳活動の違いは、子育て行動の量や質の違いによるのか、子どもへの思いの違いによるのか、興味深いものです。**

(2) テストステロンは養育行動を阻害するか

　脳部位の大きさや機能に男女差はほとんどないと言われていますが、成人の男女のホルモン分泌には大きな違いがあります。女性ではエストロゲンやプロゲステロンといった**女性ホルモン**が、男性では**テストステロン**などの**男性ホルモン**が優位にはたらきます。

　父親の育児行動とテストステロンとの関係を検討した研究を紹介します。10人の父親（平均33.9歳）を対象に、2～4ヵ月齢の乳児と接しているときの様子をビデオ撮影し、そのときに父親の唾液からテストステロンを測定しました（Kuo et al., 2012）。父親の育児行動を第3者が評定し、子どもからの刺激の感受性と子どもとの相互作用について得点化しました。その結果、子どもからの刺激感受性の得点や、子どもとの相互作用の得点が高い父親ほど、テストステロン量は少なくなっていました。

　同じグループが行った別の研究では、父親（平均30.8歳、289人）が新生児を抱く直前と抱いた1時間後に唾液を採取され、**テストステロン**と**コルチゾール**（ストレスホルモン）の値が測定されました。その結果、新生児を抱いた後の父親のコルチゾールの値は抱く前と比べて減少していました（Kuo et al., 2018）。これは、新生児を抱くことでストレスが軽減されたと解釈できます。テストステロンについてはそのような変化は見られませんでした。しかし、その後の追跡調査によって、次の日に測定したテストステロンの基準値は父親の育児行動と負の相関関係がありました。つまり、テストステロンの基準値が小さいほど、父親の直接的・間接的な子育て行動が多いということです。

　このような結果は、テストステロン量が少ない父親ほど、子育てに関心が高いという前述した研究結果とも一致しています。**テストステロンの量が高い男性はたくましく力強いように思えますが、父親になったときの子育てでは、それほど頼りにならないかもしれません。**

（3）父親の養育行動とオキシトシン

　母親の養育行動に重要な役割を果たしていた**オキシトシン**は、父親ではどのようにはたらいているのでしょうか。もちろん男性においてもオキシトシンは脳内で作られています。父親の子どもへの関わりとオキシトシンの関係を調べた研究において、子どもが生まれた後、父親のオキシトシン濃度は上昇することがわかっています。また、**オキシトシンの濃度が高いほど、父親の感情は穏やかであり、子どもとの遊びにおいてもポジティブな身体反応や感情が高まります** (Grumi et al., 2021)。父親のオキシトシン濃度と子どものオキシトシン濃度とが相関しているという研究もいくつかあり、オキシトシンは父親においても、子どもとの関わりにポジティブにはたらいていると言えそうです。

　霊長類のマーモセットでも、父親へのオキシトシンの投与が子育てに与える影響が研究されています。マーモセットの父親が子どもに食べ物を分け与える行動を調べた結果、オキシトシンを投与された父親は投与されない父親に比べて、子どもから食べ物をせがまれたときに拒否する行動が少なくなりました (Saito & Nakamura, 2011)。オキシトシンの投与を受けると、父親マーモセットは子どもに対して気前がよくなるようです。

（4）種によって多様な父親の子育て行動

　さらに、げっ歯類の父親の研究を見ていきます。マウスが父親になり、巣の中で母親マウスや子マウスと一緒に過ごしているときは、海馬と嗅球で新生細胞が増加します（第6章）(Mak et al., 2010)。これは、自分の子どもの匂い刺激に反応する神経細胞が嗅球で増加し、それを記憶するために海馬でも増加するのだと考えられます。父親マウスは子どもと離ればなれになった3週間後でも自分の子マウスのことを記憶していますが、成熟した他個体マウスに対しては、これほど長く記憶は維持されません。父親マウスにとっても子どもの匂いは特別なもののようです。興味深いことに、飼育ケージに仕切りを設置して、子どもの匂いをかぐことはできるが、触れることはできない条件では、父親の嗅球や海馬での新生細胞の増加は見られません。**父親の脳の変化には、匂い刺激に加えて肌を触れあうスキンシップが必要**と言えそうです。

　ヒトの父親ではテストステロンが多いと養育行動によい影響を与えないこと

を前述しましたが、ラットやマウスではさらに顕著に表れます。ラットの父親はほとんど子育てをしませんが、**去勢**すると子を巣に戻す行動が増加し、テストステロンを投与するとその行動は減少します (Wynne-Edwards & Timonin, 2007)。マウスの父親は少し子育てをしますが、去勢やエストロゲンとプロゲステロンの投与によって、子育て行動が強く発現します。父親ラットやマウスは、テストステロンによって子育て行動が抑制されていると言えます。

　一方、齧歯類の雄のなかには、子育て行動に積極的な種もいます。ジャガリアンハムスターは雄が雌の出産を手伝いますし、プレーリーハタネズミやデグーは母親と一緒に父親も子育てに参加します。デグーの父親は、生まれたての子の身体を温めたりなめたりして、清潔にします。子が少し大きくなると、追いかけ合いやじゃれ合いなどをして一緒に遊ぶようになります。デグーの子の脳の発達にはこうした父親との相互作用が重要です。一連のデグーの研究においては、父親のいない環境で育てられた子の脳は、体性感覚皮質、前頭眼窩皮質、内側前頭前皮質、側坐核で、樹状突起の成長やシナプスの接続が、父親がいる環境で育てられた子と異なることが報告されています (Schultz et al., 2020, 2023)。

🧠 まとめ

　父親も4ヵ月程度子育てをすると、養育行動に関与する脳部位の灰白質の体積が増加します。父親では赤ちゃんからの視覚・聴覚刺激により、大脳皮質と皮質下の幅広い領域で脳部位ネットワークの活動が高まります。子育てで脳をフル回転させているのかもしれません。男性ホルモンであるテストステロンの体内濃度が高い男性は子育て行動に興味が少なく、マウスやラットでも同じ結果が得られています。アメリカンハムスター、プレーリーハタネズミ、デグーは、父親も子育て行動を手伝います。父親の養育行動は種差が大きいと言えます。

パートナーとの絆はどのように深まるのか？

(1) パートナーへの情熱は本能か、理性か

　この節では**パートナーとの愛情**による脳の変化や**オキシトシン**の作用について見ていきます。パートナーへの情熱的な愛情は、本能的なものでしょうか、理性的なものでしょうか。脳が活動する部位を調べることで明らかにできるかもしれません。

　情熱的に愛しているパートナーの顔写真や名前を見せたときに、脳のどの部位が活動するかを fMRI で測定したレビュー研究を紹介します。分析のための基準を通過した3つの研究から70人の男女の脳活動が検討されました。その結果、パートナーの写真や名前を見せたときには、**ドーパミン**やオキシトシンの放出と関係する**報酬系**の脳部位（線条体や腹側被蓋野など）の活動が高まりました (Ortigue et al., 2010)。また、恐怖や不安を感じると活動が高まる扁桃体や後部帯状回の活動が低下していました。さらに、2つの研究においては、前頭葉（背外側中前頭回）、頭頂葉（角回）、側頭葉（上側頭回、紡錘状回）、後頭葉の幅広い領域で大脳皮質の活動が高まっていました。写真や名前を見ることで、後頭葉（視覚野）や紡錘状回（顔の認知）、角回（言葉の理解）が活動することは、知覚的な関与によるものと推察できます。一方で、背外側中前頭回は社会的認知、注意、自己表象といった高次の認知機能に関わる脳部位です。**パートナーへの情熱的な愛情には、本能的なものと理性的ものの両方が含まれていると言えます。**

(2) パートナーへの愛情とオキシトシン

　絆ホルモンとよばれているオキシトシンとパートナーの情熱はどのような関係があるでしょうか。また、男女によって違いがあるでしょうか。

　まずは、男性の参加者から見てきましょう。6ヵ月間以上パートナーと情熱的な関係を築いている男性20名が研究に参加者しました。オキシトシンを鼻

3 パートナーとの絆はどのように深まるのか? *153*

から吸引し、パートナー、見知らぬ女性、よく知っている女性、家の写真を見せられ、その魅力度を評価しながら fMRI で脳活動が測定されました。**魅力度の評価では、オキシトシンを吸引するとパートナーに対しての魅力度は高まりましたが、他の女性に対しての魅力度は高まりませんでした** (Scheele et al., 2013)。脳活動の測定では、オキシトシンを吸引すると、見知らぬ女性と比べて、パートナーの写真で側坐核や腹側被蓋野の脳活動が増加しました。オキシトシンを吸入しなかった場合にはそのような脳活動の変化は見られません。これらの結果から、オキシトシンはパートナーの女性にとって、自分だけを好きになってもらえるすばらしいホルモンのようです。しかし、そんな都合のよい話はあるのでしょうか。

女性がオキシトシンを吸引するとどうなるでしょうか。前述の研究と同じグループによって、40 人の女性にパートナーもしくは知人男性の写真を見せて fMRI で脳活動が測定されました。普通の状態でもパートナーの魅力度は高いのですが、オキシトシンを吸引するとその魅力度はさらに高まります (Scheele et al., 2016)。脳活動の結果はどうでしょうか。オキシトシンを吸引した女性は、知人男性よりもパートナーの写真を見たときに、報酬系である側坐核や腹側被蓋野の活動は高まります。**女性へのオキシトシンの効果は、男性と同様、魅力度にも脳活動にもポジティブに表れると言えそうです。**

(3) 動物のつがい行動とオキシトシン

動物ではどのような知見があるか見ていきましょう。実験室動物としてよく使用されるマウスやラットは多夫多婦制で、**パートナー**との絆を研究する対象には適していません。一方、プレーリーハタネズミは**一夫一婦制**で、巣に同居し、雌雄のどちらが巣に侵入してきても、雄はそれらを追い払います。雄が侵入してきたときに雌を守るために侵入雄を追い払うのは理解できますが、雌が侵入してきても、多婦制に移行せずに追い払う行動を示します。つがいを形成している雌から雄を引き離したときに再びつがいを形成するのは 13% 程度で (Pizzuto & Getz, 1998)、ヒトのパートナーの死別後の再婚率(9% 程度)とそれほど違いません。プレーリーハタネズミの夫婦の絆はヒトも見習うべきかもしれません。

154   第8章   絆はどのように形成され、強まるのか？

　このようなパートナーとの強い絆を形成するプレーリーハタネズミの脳内はどのように変化しているのでしょうか。プレーリーハタネズミの雄雌はつがいを形成すると、側坐核の**ドーパミン**濃度が上昇し、雌でそれが顕著になります。つがいを形成した雌の側坐核ではオキシトシンのはたらきが強まります。この雌にオキシトシン受容体の阻害剤を投与すると、つがい雄への接近行動は減少します (Young & Wang, 2004)。オキシトシンの阻害によって愛情が冷めてしまうのかもしれません。雄ではつがい形成には、**バソプレッシン**が関与しており、その阻害剤の投与で雌への接近行動は少なくなります。**人も動物もパートナーとの絆形成には脳の報酬系とオキシトシンのはたらきが関与していると言えます。**

🩶 まとめ

　パートナーの名前や写真を見せると、ドーパミンやオキシトシンの放出に関与する報酬系の脳部位が活動します。また、前頭前野などの高次の認知機能を担っている大脳皮質の活動も高まります。このことから、ヒトのパートナーへの愛情は本能的にも理性的にもはたらいているようです。男性も女性もオキシトシンを吸引することで、パートナーの魅力度が高まり、報酬系の脳活動も高まります。一夫一妻制であるプレーリーハタネズミにおいても、パートナーとの絆形成にはオキシトシンやドーパミンが重要な役割を果たしています。

4 仲間への信頼はどのように深まるのか？

(1) 信頼ゲームとオキシトシン

　親子やパートナーとの絆の形成に、オキシトシンは重要なはたらきをもっていました。では、友達や仕事仲間との絆の形成ではオキシトシンはどのようにはたらくでしょうか。

　仲間との信頼関係を測定するために、2人の参加者が信頼と感謝によって相互に投資・分配をするという**信頼ゲーム**があります（図8-6）。この信頼ゲームを用いた研究において、参加者1が参加者2に投資する際に、**信頼シグナル**（あなたを信頼していますよ）を添える条件と、そのシグナルのない条件の2条件を設定し、参加者2から参加者1への分配額と血中のオキシトシン量が測定されました。その結果、両条件で参加者1から参加者2への投資は同額ですが、信頼シグナルがある条件では、参加者2は参加者1に投資額の58%を分配し、信頼シグナルがない条件では、分配額は18%にすぎませんでした。また、信頼シグナルがある条件では、ない条件に比べて、参加者2の血中のオキシトシン

図8-6　信頼ゲーム

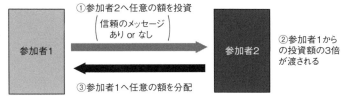

濃度は2倍程度上昇していました (Zak, 2008)。このことから、信頼のシグナルは、感謝の返報行動とオキシトシン濃度をともに高めると言えます。**同じ行動をしても、信頼の気持ちをひと言添えることは重要です。**また、感謝の気持ちの大きさとオキシトシンとが深く関わっていることがわかります。

このように他者との信頼関係にオキシトシンが関与していることは、他の研究でも報告されています。では、オキシトシンの吸引によって脳活動はどのように変化するでしょうか。オキシトシンを吸引して、前述した信頼ゲームを49名の学生が行い、その脳活動が測定されました。参加者は12試行の信頼ゲームを行いましたが、その半分の試行では相手への投資が裏切られ、半分の試行では相手へ投資が上手くいくという設定でした。オキシトシンを吸引していない統制群では、裏切られた後の試行で**信頼行動**が減少するのに対して、オキシトシンを吸引した群では、裏切られた試行の後でも信頼行動が減少しませんでした (Baumgartner et al., 2008)。**この結果は、オキシトシンが過度に信頼を高めるという点で、少し危険な感じもします。**また、オキシトシン群では、扁桃体、中脳領域、背側線条体の活動が低下していました。オキシトシン群では、恐怖や怒りといった感情が抑制されており、他者に対して過度の"やさしさ"が生起しているのかもしれません。

(2) オキシトシンの臨床への応用

私たちは、表情からその人の感情を推察することはそれほど難しくないでしょう。一方で、顔の目の部分だけが見える写真からその人の表情を読み取ることは、それより難しく感じます。この「**目から心を読むテスト**」の例題を**図8-7**に示しました (Chapman et al., 2006)。目だけの写真を見て、4つの感情から正しいものを選択するというものです。健康な30人の男性（21〜30歳）が、オ

図8-7　目から心を読むテストの例題 (Chapman et al., 2006 より)

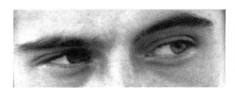

正解C: 興味のある

キシトシンを吸引し、この「目からこころを読むテスト」を行うと、成績が上昇します。また、正解率の低い難しい課題でオキシトシン吸引の効果は高まります (Domes et al., 2006)。

このようにオキシトシンは社会性を高める効果があることから、自閉症の症状の改善へ応用できないか、研究が進んでいます (山末, 2022)。また、オキシトシンにはストレスを緩和する効果もあります。ストレス刺激を受けることによって脳内のオキシトシン濃度は高まり、ストレスホルモンであるコルチゾールのはたらきが軽減されます (松下他, 2024)。そのため、**オキシトシンの吸引が、うつ病、PTSD、不安障害を緩和する効果を調べる研究も進められています。**

（3）動物の援助行動とオキシトシン

動物において信頼行動を調べることは難しそうですが、動物でも援助行動や食べ物を分け合うなどの**向社会的行動**は見られます。例えば、ラットは水が入ったプールエリアに他個体がいるときに、プールから外へ助け出すためにドアを開けるという**援助行動**を示します。この行動にオキシトシンは関与するでしょうか。同じ飼育箱で飼育された仲間（雄同士）を助け出すことを学習したラットでは、扁桃体と前部帯状皮質とでオキシトシンの受容体を含む神経活動が高まっていました。さらに、前部帯状皮質にオキシトシンの受容体を阻害する薬物を投与すると、仲間を助け出す行動が遅くなりました (Yamagishi et al., 2020)。また、オキシトシン受容体を欠損したプレーリーハタネズミでも、このような援助行動の習得に悪影響がでます (Kitano et al., 2022)。援助行動の生起や習得にオキシトシンは重要であることがわかります。

ラットの場合、飼育環境の違いによって、オキシトシンの投与が援助行動に与える効果は異なるようです。社会的に隔離されて単独で飼育されたラットにオキシトシンを投与し、初めて出会った他個体をプールから助け出すまでの時間を測定します。また、仲間と一緒に２匹で飼育されたラットの一方にオキシトシンを投与し、その仲間をプールから助け出すまでの時間を測定します。この両者ではどちらが早く他個体を助け出すでしょうか。興味深いことに、助け出すまでの時間は、単独で飼育されたラットのほうが短くなりました (Yamagishi, Lee, & Sato, 2022)。単独で飼育されたラットは孤立のストレスがかかる状態にあり、

オキシトシンの投与によってそのストレスが緩和され、援助行動が促進されたと考えられます。一方で、仲間と一緒に飼育されたラットはすでに十分なオキシトシンがはたらいており、オキシトシンの投与がその過剰効果をもたらしたため、援助行動が促進されなかったようです。

　著者のマウスを用いた研究においても、オキシトシンを過剰に投与することで、マウスの他個体への探索行動は減少しました (Sakamoto et al., 2019)。**オキシトシンの向社会性の効果は、オキシトシンを単純に高めればよいというものではなく、適度なオキシトシンのはたらきよって維持されるようです。**

🩶 **まとめ**

　他者から信頼メッセージを受け取ると、感謝の気持ちが高まり、オキシトシンの血中濃度も高まります。オキシトシンの吸引は他者への信頼感や感謝の気持ちを高める一方で、裏切られた相手にも信頼を寄せてしまいます。また、オキシトシンを吸引すると、「目から心を読むテスト」の成績が上昇します。オキシトシンには社会性を高める効果やストレス緩和効果があることから、自閉症、うつ、PTSD に対する効果を調べる研究も進められています。オキシトシンは、治療薬というよりも、日常生活で過度のストレスを感じたときなどに、ほっとひと息つけるようなサプリメントとして使用できる日が来るかもしれません。

第 9 章

言語は脳でどのように処理されているのか？

　私たちの一日は言語であふれています。朝、「おはよう」の発声から始まり、新聞に目を通し、スマートフォンや手帳で予定を確認し、出かければ、駅や街で看板や広告の文字が目に入ります。学校や職場での会話中はもちろん、家に帰って一人でいるときでさえ、頭の中には言語が流れます。
　自分の考えを相手に伝えるときや、相手の考えを理解するときに言語は不可欠です。また、自分の考えを整理するときにも言語が役に立ちます。そういった言語は、脳でどのように処理されているのでしょうか。
　言語にはさまざまな側面があるため、まず、言語とは何かについて、スキナーの定義や理論、言語の分類について紹介します。次に言語を私たちがどのように身につけてきたのかについて、行動と脳の発達的な知見を解説します。また、外国語の学習と言語習得の臨界期についても説明します。最後に、なぜ人間だけが言語をもつようになったのかを考えるために、人間の言語と動物の鳴き声の比較行動学的な知見を紹介しましょう。

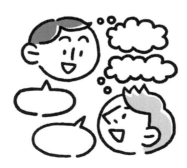

1 言語とは何か？

(1) 言語の定義

行動分析学の創始者であるスキナーは、『**言語行動（Verbal Behavior）**』(Skinner, 1957) という書物を執筆しています。タイトルのとおり、スキナーは**言語**を「**行動**」とみなし、他のさまざまな行動と同じような方法で分析することを試みました。言語は行動のなかでも、動物が自発的に環境にはたらきかけて発するタイプの行動、つまり**オペラント行動**の一つと考えられます。この発想を基本にして、スキナーは言語を次のように定義しました。「言語は同じ**言語共同体**に属する**聞き手**を介した環境変化によって、獲得、維持される行動である」（図 9-1）。

この定義がすでに難解ですので、具体的に説明します。ある聞き手に向けて言語が発せられたときに、聞き手がその言語を理解しなければ、コミュニケーションは成立しません。そのため、言語行動に「同じ言語共同体に属する聞

図 9-1　言語と言語共同体

同じ言語共同体　　　　　　　　　　　異なる言語共同体

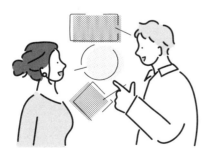
話し手に対して、聞き手が適切に反応することにより会話が継続する
スキナーが定義する「言語」

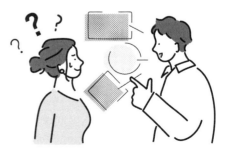
聞き手が話し手の言語を理解できないことにより、会話が中断する

1 言語とは何か？ *161*

手」の存在は不可欠です。

　さらに、言語を用いたコミュニケーションにおいては、聞き手が話し手の言語に対して正しく反応することが重要です。例えば、話し手が「水！」と発声したときに、聞き手はどのように反応するでしょうか。「わかりました」と言ってコップに水を汲んでくるでしょうか。それとも「なるほど」と言って共感を示すでしょうか。もし、話し手が、喉が渇いて「水！」と言ったのに対して、聞き手が「なるほど」と反応を返せば、話し手は不満に思うでしょう。また、話し手がテーブルに水がこぼれていることを「水！」と指摘したのに対して、聞き手がコップに水を汲んでくれば、はて？！となります。いずれも、ちぐはぐな反応によってコミュニケーションが途切れてしまいます。**聞き手が場面に応じて話し手の意図を理解し、正しく反応を返すことが、言語行動の維持には必要です。**

(2) 言語の分類

①音声か文字かによる分類

　私たちが意識して使い分けているものは、**話し言葉**と**書き言葉**です。会話で用いるのが話し言葉、文章に用いるのが書き言葉で、言語の分類でいうと前者は**音声言語**、後者は**文字言語**とよばれます。学生のレポートを読んでいると、たいていは文字言語が使用されていますが、うっかり音声言語が混ざり、突然フランクに話しかけられたような印象を受けることがあります。音声言語（例えば、「もっと」「やっぱり」「とか」）には、それに応じた文字言語（例えば、「さらに」「やはり」「など」）が存在し、これらを使用場面に応じて区別して使用することが大切です。

②発話のきっかけと結果による分類

　スキナーは、言語がどのような場面で発せられ、どのような結果によって維持されるのかという観点から、言語行動を分類しました（**表 9-1**）(Skinner, 1957)。

　先ほど「水」という発声の例を用いて、同じ発声でも状況によって話し手の意図が異なる場合があることを述べました。喉が渇いたときに「水」と言ったならば、聞き手がコップ1杯の水を持ってくるとコミュニケーションが成立し

162　**第9章　言語は脳でどのように処理されているのか？**

表 9-1　言語行動の分類（小野浩一，2016，p.255 をもとに作成）

先行条件 （制御変数）		言語オペラント （言語行動の種類）	反応タイプ	結果事象 （強化子）
確立操作		マンド 要求言語行動（mand）	音声・文字	特定
環境の事物 ・出来事		タクト 報告言語行動（tact）	音声・文字	般性
言語刺激	音声	エコーイック 音声模倣行動（echoic）	音声	
		ディクテーション・テイキング 書き取り（dictation taking）	文字	
	文字	テクステュアル 読字行動（textual）	音声	
		トランスクリプション 書き写し（transcription）	文字	
	音声・文字	イントラバーバル 言語間制御（intraverbal）	音声・文字	

ます。このような言語行動は**マンド**と分類されます。テーブルに水がこぼれて
いることを指して「水！」と言った場合には、聞き手が机に目を移し、あっ！
と気づく反応をすることによって、コミュニケーションが成立します。この言
語行動は**タクト**と分類されます。マンドは他者に対して特定の行動を要求する
言語行動、タクトは経験しているできごとを報告するための言語行動です。

　整理をすると、要求の言語「マンド」と報告の言語「タクト」の違いは、**発
話のきっかけ（先行条件）**と結果事象（**強化子**）です。マンドは枯渇や嫌悪感
や退屈さなどの確立操作とよばれる先行条件がきっかけとなり発せられ、それ
を満たす報酬である**一次強化子**によって強められます。これに対して、タクト
の先行条件は環境の事物やできごとです。タクトは注目、承認、肯定、否定な
どの**般性強化子**とよばれる結果事象によって強められます。

　マンドとタクト以外に分類される言語もあります。例えば、他者の発声をオ
ウム返しして発声することがよくあります。この発声は**エコーイック**という分
類になります。あるものを見て、「かわいい」「かわいい」などと同じ発話が繰
り返されると、同じ感覚を共有できたことで盛り上がるでしょう。といっても、
自分の言葉をいつまでもエコーイックされると、少し嫌な感覚も生じます。こ
のエコーイックは、他者の発声が先行条件、聞き手の注目や承認が強化子とな

ります。視覚的な言語刺激によって発せられ、聞き手の理解によって強化される**テクスチュアル**という分類もあります。新聞を声に出して読み上げたり、説明書の手順を読んだり、書いた文章を声に出して読んで確認したり、日常生活でしばしば行う言語行動です。このほか、**イントラバーバル**という、質問に答えるための発声があります。これは、他者の発声がきっかけとなり、聞き手のうなずきや共感によって強化されます。例えば、「フランスの首都は？」に続いて「パリ」と答えるといったやりとりにおいて生じる発声です。

　以上からわかるように、**私たちが言語を使うときには、言語そのものだけでなく、状況や環境の変化をあわせて分析しています。**通常、私たちはこの分析にそれほど困難を感じません。母語であればその分析は瞬時に行われて、自然にコミュニケーションを行うことができます。それゆえに、脳梗塞や事故などにより言語を失う状況に陥ったとき、その苦しさがどれほど深刻であるかということも想像できるでしょう。

🩶 まとめ

　言語には音声言語と文字言語という大きな分類のほか、言語行動のきっかけと結果事象によって分類する方法があることを説明しました。言語は、発声、聞き取り、状況理解と大変複雑な情報処理を伴う行動です。自分の経験をうまく言葉に置き換えられないときや相手の状況をよく理解できないときにはうまく会話が続きません。

　私たちは、幼いころから言葉のやりとりを繰り返して、いくつものパターンを学習し、誤解のないように正しく発声したり、聞き手として正しい反応を選択したりする言語能力を身につけてきたのです。次は、そうした言語の学習について、母語の習得と外国語の習得の二つの側面から考えてみましょう。

言語の習得過程で脳は変化するの？ 言語はどこで処理されるの？

(1) 母語の習得と脳の発達

　言語がどのように習得されるのか、まずは赤ちゃんの言語発達から見ていきましょう。誕生後、最初に言葉を使い始めるまでの1年ほどの期間は、**乳児期**とよばれます。乳児期に赤ちゃんは言語を使うための発声練習をしています。最初は単調な泣き声が、生後1ヵ月ごろから強弱や音程の高低に変化が見られ、母親は赤ちゃんがなぜ泣いているか、だいたい理解できるようになります。岡ノ谷（2010a）は、「赤ん坊は、親をコントロールするために、大声で、いろいろな泣き声を出すようになったのではないか」という仮説をたてて、赤ちゃんの泣き声の分析を行いました。新生児のいる母親に、自分の子どもの泣き声を録音してもらい、同時に、なぜ泣いていると思うのかも吹き込んでもらいます。それらを解析すると、誕生直後はオギャーオギャーという単調な泣き声で、母親もわが子がなぜ泣いているかについて、曖昧な報告をします。1ヵ月を過ぎる頃になるとオギャーフーアオアオなど、泣き声に変化が生じて、母親は泣き方によって「ミルクが欲しいのね」「おしめね」と、赤ちゃんの要求をはっきりと区別できるようになります。

　この時期には脳内で大脳皮質の運動野と延髄の呼吸をつかさどる部位との神経連絡（第1章：**図1-8**参照）が発達してくることが、動物研究からわかっています。発声するためにはうまく呼吸を制御する必要があるため、この脳の発達的変化が、泣き声を意図的に変化させることに関わると考えられています。

　脳と心の成長とともに、赤ちゃんの泣き声は、不快なことだけでなく、快適なことも伝えるようになります。赤ちゃんが機嫌のよいときに出す「アーアー」「クー」といった声は、**クーイング**とよばれます。このほか、さまざまな音声を組み合わせて複雑に変化させる**喃語**という発声が現れ、赤ちゃんが声を出すことを楽しむようになってきます。そして1歳ごろに、初めて意味のある単語である**初語**を発声します。母親が我が子に「まぁま」とよばれる喜びの瞬間

2 言語の習得過程で脳は変化するの？ 言語はどこで処理されるの？

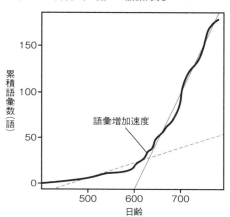

図 9-2　男児（1 名）の語彙爆発（小林他, 2013 より）

注）グレーの点線は語彙爆発開始前、グレーの実線は語彙爆発開始時期の語彙増加速度の近似線

です。ただし、初期の「まぁま」は母親以外の対象にも多用されます。

単語数が 50 語を超える 1 歳半ごろには、2 つの単語を組み合わせて発声するようになり、子どもの単語は爆発的に増えていきます（**図 9-2**）。2 歳でおよそ 300 語、3 歳でおよそ 1000 語、そして 5 歳で 2000 語以上を獲得するといわれています（永江, 2006）。

単語数が増え、言語表現が豊かになっていくのにしたがって、脳にはどのような変化が生じているのでしょうか。大脳皮質の**言語野**とよばれる領域の**神経細胞**や、神経細胞同士のつなぎ目である**シナプス**の数は、3 歳前後でピークを迎え、15 歳前後までゆっくりと減少していきます（馬塚, 2008）。ということは、語彙が増加している途中で、すでに神経細胞やシナプスは減り始めていることになります。神経細胞やシナプスが減少すると聞くと心配になりますが、刺激の入力によって活動が引き起こされる神経細胞やシナプスは生き残ります。そして、使われないものが淘汰されていきます。**脳の中にある情報量は増えつつ、同時に脳の中が整理されていく過程が語彙爆発の時期である**ととらえることができるでしょう。

神経細胞やシナプスの数だけでなく、情報の伝達速度に関わる**髄鞘**（第 2 章：**図 2-3**）の形成も、言語獲得に関わっている可能性があります。髄鞘があ

るニューロンでは信号の伝わる速度が速く、徒歩と新幹線ほどの違いがあります。**音を聞き取るための聴覚野の髄鞘化は3歳頃に完成し、言語中枢（ブローカ中枢とウェルニケ中枢）の髄鞘化はこれに重なる時期、およびそれ以降の5歳ごろと考えられています**。この時期を通して、子どもの言語は伝達機能だけでなく、思考手段としても利用され、言語が行動を調整する機能をもつようになります（永江, 2006）。相手の言葉に瞬時に反応し、自ら言葉を発することに、神経細胞の髄鞘化は大きな役割を果たしているといえるでしょう。

(2) 3つの言語野

3つの言語野について詳しく見ていきましょう（図9-3）。

最初に発見された言語野は、脳の左半球の前頭葉にある**ブローカ野**とよばれる領域です。**ブロードマンの脳地図**（第6章：図6-1）の44野と45野にあります。この領域に脳梗塞が生じた患者で、発話障害が見られました。言葉を聞いて理解はできますが、本人が発する言葉は「タン」という一音節のみで、どのような問いかけにも「タン、タン」と繰り返すだけでした。この患者は1週間ほどで亡くなりました。その後も、この領域に障害を負った患者で、発話障害が見られたことから、ブローカ野は**運動性言語野**とよばれました。

この10年余りのちに**ウェルニケ野**が第2の言語野として報告されました。ブロードマンの脳地図の22野にあります。この領域に脳梗塞が生じると、発

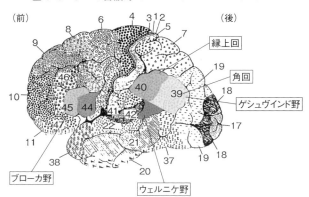

図9-3　3つの言語野（Brodmann, 1909を用いて作成）

話はできても、言葉を理解することができなくなりました。このことから、ウェルニケ野は**感覚性言語野**とよばれました。

また、一般にあまり知られていませんが、第3の言語野として**ゲシュヴィンド野**という感覚統合を担う領域があります。ウェルニケ野に近い領域で、**角回**（ブロードマン39野）と**縁上回**（ブロードマン40野）を含みます。文字情報は、角回を介して思考のための言語へと変換したり、読んだり書いたりすることに関わることがわかっています。

また、ブローカ野とウェルニケ野とゲシュヴィンド野をつなぐ**弓状束**とよばれる太い神経の束があります。この束に傷がつくと、聞いた言葉を復唱できないという症状が起きると報告されています。

（3）ブローカ野での言語処理

言語野のうち特にブローカ野については、詳細な研究が進められています。ブローカ野は最初の症例研究によって、**発話**に関係する領域と考えられてきましたが、実際は、この領域に損傷が限定されている場合には、発話の障害は生じないことも指摘されていました。というのも、脳梗塞や血管障害を発症した場合には、障害がブローカ野に限定されるということはなく、周辺の組織や奥深くまで障害が及んでいるケースが多くあります。それらの患者で共通する所見として、ブローカ野の損傷が認められたということです。つまり、発話はブローカ野が単独で担っている機能ではなく、周辺の領域との連携によって可能になっていると考えるのがよいでしょう。連携しているのは、**島皮質** (Dronkers, 1996) とよばれる部位で（**図1-8A**参照）、この領域では発音を生成するための運動プログラムを実行していることが知られています。そのほか、発声の生起を担う**中脳**の水道周囲灰白質 (Esposito, et al., 1999) との連携が挙げられます。

以上のように、ブローカ野は発話に重要な領域であるとされてきましたが、現在は、ブローカ野が**文法処理**に関わっているという説が有力です。発話と文法処理では、全然違うのではないかと思われるでしょう。しかしブローカ失語の患者の症状をよく観察すると、発声がうまくできない、ものの名前が見つからないということ以外にも、主語と目的語を含む文の意味を混乱して把握できないという症状も見られました。例えば、「○が△を蹴る」と「△が○を蹴る」

という文を正しく理解できないのです (Schwartz et al., 1980) (**図 9-4**)。**これらの文は同じ単語で構成されますが、単語と単語をつなぐ助詞が異なっていて、正しく理解するためには、文法規則に則って聞き分ける必要があります。**

　山本・酒井（2016）は、能動文「△が○を引いている」、受動文「○が△に引かれる」、かき混ぜ文「○を△が引いている」という異なる3つの文型を用いて、ブローカ野に損傷のある患者でfMRI計測を行いました。その結果、ブローカ野の中の障害部位によって、文法の誤答タイプやブローカ野以外の部位との相互活性が異なることがわかりました。このことは、文法処理を支えるネットワークが、ブローカ野と他の領域の間で複数存在する可能性を示しています。

図 9-4　Schwartz らの実験で用いられた刺激の例 (Shwartz et al., 1980 をもとに作成)

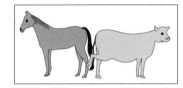
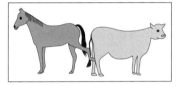

💜 まとめ

　赤ちゃんの泣き声は、言語を話すための準備段階です。このとき、大脳皮質の運動野と延髄の呼吸をつかさどる部位の連絡回路が発達します。言語の発達とともに、神経細胞やシナプスの数だけでなく、情報の伝達速度に関わる髄鞘の形成も進みます。大人の言語の脳研究は主に失語症の患者の知見の積み重ねでしたが、最近ではfMRIを使った研究でより詳しいことがわかってきました。発声を担うとされたブローカ野は現在、文法中枢としても注目されています。脳科学の知見は、症例研究や実験の蓄積と研究技術の進歩とともに、どんどん更新されていくので、新しい知見を参照していく必要があります。しかし、その知見を理解するのは容易ではありません。脳のこの部分にこのはたらきがあるという単純な対応関係では不十分だからです。この部分とあの部分とまた別の部分が連携しているということを念頭において、脳全体のはたらきを見ていくことが大切です。

3 どうしたら外国語を身につけられるのか？

（1）外国語の習得に臨界期はあるのか

　多くの日本人は、中学、高校、大学と10年以上も英語教育を受けてきたにもかかわらず、英語が苦手です。書いたり読んだりすること以上に、話すことに苦手意識をもつ人が多いのではないでしょうか。筆者も上記の10年に加えて、英会話教室に長年通い、英語の苦手意識を克服しようと試みましたが、あるところからはまったく上達しませんでした。そして、一定期間英語を使わないと、長年の努力の甲斐なく英会話力は瞬く間に下降しました。日本語であれば、たとえ使わない期間があっても、これほどすっかりできなくなってしまうことはないでしょう。時間をかけても、外国語は**母語**ほど強固に記憶に定着しないようです。もう少し早くに英語圏に留学しておけばよかったのでしょうか。

　言語を習得するには適切な時期、すなわち**臨界期**があり、この時期を過ぎると母語と同様に習得することは難しいと考えられます。これについて、Lenneberg（1967）は脳科学的な仮説を立てました。言語発達の初期には、言語に関わる機能が左右の大脳半球の両方に均等に存在するが、思春期頃までに脳の左半球に局在するようになる。つまり、脳が成長に伴って柔軟性を失い、母語話者（ネイティブスピーカー）のように話すことができないという仮説です。中学、高校時代に英語圏に留学した友人は、帰国後には実に流暢に英語を話すようになっていたので、思春期の臨界期を迎えるギリギリのところで習得がかなったということかもしれません。こういった事例と照合すると、Lennebergの仮説は説得力があります。

　しかし、近年NIRSやfMRIなど脳の活動を調べる技術が発展し、言語音声を聞いたときの脳の活動領域を特定することができるようになり、この仮説が正しくないことが指摘されました。まだ言語を話さない新生児で、すでに言語に反応する脳部位が左半球にあることがわかったのです（Peña, et al., 2003; Shultz et al., 2014）。これによって、言語の機能が左半球優位になることと臨界期とは関係

170 **第9章 言語は脳でどのように処理されているのか？**

がないということが明らかです。だからといって、言語の習得に臨界期がある
ことが否定されたわけではありません。

(2) 言語の臨界期を示す報告

　言語の習得に臨界期があるかどうかについて手がかりとなる報告として、言
語にまったく接触せずに成長した子どもの言語能力を調べた研究があります
(Curtiss, 1977)。ジーニーという少女は、長年光も当たらない部屋に閉じ込められ、
時折、数単語のみの罵声をあびて過ごしました。13歳で保護され、そこから言
語学者による言語のトレーニングが始まりました。また、音声言語にまったく
接触せずに成長した少年のケースもあります (Grimshaw et al., 1998)。この少年は聴
覚障害があったものの、ジェスチャーなどで家族とコミュニケーションをとり
ながら過ごしていました。15歳で補聴器をつけることができ、そこで初めて音
声言語に接することになりました。

　これら二つのケースは生育環境の点ではあまりにも違います。ただし、言語
の習得について、どちらのケースにも共通していた点がありました (馬塚, 2008)。
少女も少年も、言語に接するようになると、いくつかの単語を話すことはでき
るようになりました。しかし、単語をつなげて文章を作ることは、訓練をして
もできなかったのです。このように二つのケースは、語を並べて文章をつくる
統語能力が欠如している点で一致しており、**統語能力に臨界期が存在すること**
を示しています。

(3) 言語習得に関する移民研究

　さて、**外国語の習得**に話を戻します。外国語の習得に臨界期があるかどうか
について、移民国家であるアメリカにおいて、海外からの**移住者**の英語能力を
調べる研究が多く行われました。Johnson & Newport（1989）の研究では、3
歳から39歳の間に韓国と中国からアメリカに移住した人を対象に、英語の文
法テストが行われました。語順や冠詞、前置詞、動詞の活用などが対象となり
ます。16歳までに移住してきたグループでは移住年齢が高いほど成績が落ち
る傾向が見られましたが、16歳以降には移住年齢と英語能力とは関係ありませ
んでした（**図9-5A**）。この報告の10年後に別の研究者 (Flege et al., 1999) が、1

歳から 23 歳の間に韓国からアメリカに移住した人を対象に英語の発音の訛りがあるかどうかと文法テストを行いました。ネイティブスピーカと同じであったのは 7 歳頃までで、その後は移住年齢とともに成績が下がっていき、12 歳以降は個人差も大きくなっていく傾向を報告しました。これらの結果は、**ある時期を過ぎると言語の習得の仕方が変化する可能性を示し、言語の臨界期の存在を示す結果として注目されました。**

しかし、別の研究者 (Birdsong & Molis, 2001) がスペイン語を母語とする英語学習者で同じ実験の追試を行うと、16 歳以前にアメリカに移住したグループでは移住年齢の影響はないという結果で、先の研究とは異なる報告がなされました (図 9-5B)。こういった結果のずれは、母語と外国語の言語系統の違いによるという指摘があります。アジアの人々とヨーロッパの人々が英語を学ぶのでは、習得の難しさが異なるのかもしれません。日本人が英語を習得することが難しい理由がわかったような気がします。

といえども、ヨーロッパの人々のなかにも、日本語をパーフェクトに話す人

図 9-5 アメリカに移住した人の移住年齢と英語能力

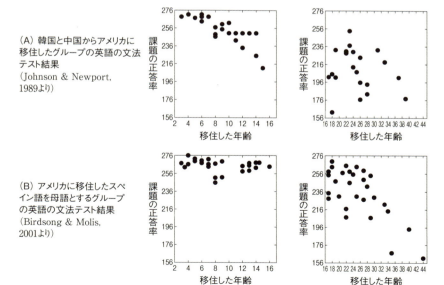

(A) 韓国と中国からアメリカに移住したグループの英語の文法テスト結果
(Johnson & Newport, 1989 より)

(B) アメリカに移住したスペイン語を母語とするグループの英語の文法テスト結果
(Birdsong & Molis, 2001 より)

172　第9章　言語は脳でどのように処理されているのか？

はたくさんいます。パーフェクトとは、豊富な語彙をもつということなのか、流暢に話すということなのか、文法の間違いがないということかによっても、臨界期のとらえ方は異なるでしょう。言語習得の臨界期仮説を証明することは簡単ではなさそうです。臨界期があるかないかということにとらわれずに、新たな言語を学ぶことは、脳にとってよい刺激になると考えるほうがよいかもしれません。次に、外国語の処理と脳の関係について見ていきましょう。

(4) 外国語の習得と脳

　外国語を使うときに脳がどのようにはたらいているか、脳波やfMRIなどの機器を用いて計測することができます。複数の研究で、早い時期に外国語を習得したバイリンガルの人（**早期バイリンガル**）と、遅くに外国語を習得したバイリンガルの人（**後期バイリンガル**）の脳活動が比較されました。単語や文の意味を判断するときには、早期バイリンガルと後期バイリンガルの間に違いは検出されませんでした。しかし、早期バイリンガルでは、外国語の文法の間違いを判断するときの脳活動が母語と変わらないのに対して、後期バイリンガルでは、外国語の文法の正誤判断を行うときに母語よりも左下前頭回と頭頂葉の一部の領域の活動が高まることが観察されました。この領域は、3つの言語野のなかで紹介したブローカ野、つまり「文法処理」を行う神経ネットワーク（山本・酒井, 2016）と一致しています。**バイリンガルと言われる人でも、ある時期を過ぎると、文法を正しく活用することや、正しいかどうかを判断することに関して、脳に負荷がかかるようです。**

　こうして見ていくと、どうやら文法の習得が言語習得のカギを担っていそうです。酒井らの研究チームは、第3、第4言語を習得する際に使われる脳の部位が、母語の習得に関わるのと同じ部位にあることを発見しました。14歳から26歳の英語を第2言語として習得している大学生を対象に、初めて接するカザフ語の音声を用いて文法課題を実施しました。課題に先立って、カザフ語の文法規則をいっさい教えずに、文法の正しい文と間違っている文を繰り返し提示しました。文法課題の成績結果は、複数の言語を習得している人ほど高く、初めて触れるカザフ語の成績も高くなったのです。これは、**ある外国語の習得が、別の外国語の習得を早めることを示しています。**英語を学んだあとに、ドイツ

3　どうしたら外国語を身につけられるのか？　173

語を学ぶ、さらに、ドイツ語を勉強した後に、フランス語を勉強すると、だんだんと外国語が頭に入りやすくなるということです。

　実験ではさらに、新たな外国語であるカザフ語の文法課題を行っているときの脳活動が、fMRI で測定されました。測定の結果、文法課題の成績がよかった参加者は悪かった参加者よりも、文法中枢である左下前頭回の背側部がよく活性していることがわかりました。つまり、第1・第2言語の「文法中枢」として知られる脳領域が、第3・第4言語における文法習得でも重要な役割を果たすのです。

　スイスでは4ヵ国語が公用語となっています。バーゼルの小さなホテルで、アルバイトの朝食係が、テーブルごとに違う言語で対応している光景に驚いたことがあります。また、世の中には十数ヵ国語という、信じられないほど多くの外国語をマスターしている人もいるようです。**おそらく、こういった人々は、外国語の文法を把握する文法中枢のトレーニングができていて、新たな外国語の習得に抵抗が少なくなっているのではないでしょうか。**

　英語とドイツ語とフランス語を学んだ筆者の経験では、実際にはそううまくはいきません。英語を話そうとするとフランス語が、フランス語を話そうとすると英語やドイツ語の単語が浮かんでしまい、結局、頭の中は大混乱という事態にたびたび陥ります。つまり、言語の切り替えがうまくできていない状態です。**複数の言語を学習した場合には、今話している言語以外が出てこないように、必要のない言語を抑制する脳のはたらきも必要です。**これは、大脳皮質よりも深い場所にある**尾状核**といった脳領域が関与しているといわれています<small>(Crinion et al., 2006)</small>。文法中枢のトレーニングに加えて、尾状核の抑制スイッチがはたらき、言語の切り替えがうまくいくと、トリリンガル、マルチリンガルの道が開けるでしょう。

第**9**章

174 第9章 言語は脳でどのように処理されているのか？

🩶 まとめ

　言語の習得に臨界期があるかどうかということについて、母語の学習と外国語の学習を取り上げました。このどちらにも共通していることは、「統語能力」すなわち文法の習得に臨界期が存在するということです。バイリンガルと言われる人でも、文法判断の課題では脳に負荷がかかるようです。しかし、臨界期があるからと言って、ある時期を過ぎると言語を学習することがまったくできないわけではありません。文法中枢のトレーニングや、言語の切り替えの訓練をしていくと、いくつもの言語を操ることができるようになるでしょう。

4 動物のコミュニケーションから何がわかるのか？

(1) 人間と動物の比較

　犬や猫を飼っていると、彼らが人間の言葉を理解していると思うことがよくあります。筆者がかつて飼育していたテリア犬は、「ごはんよ」というと、エサ皿の方に駆け寄り、「散歩に行こうかな」というと、ハーネスをくわえて玄関に走り、「足が汚れているじゃない」というと、自ら風呂場に入っていく、とても賢い犬でした。言葉を発しはしないものの、たいていの言葉を理解していました。また、こちらの言うことを理解するだけでなく、嬉しいときには尾を振り、気まずいときには頭を下げ、怒っているときには歯をむいたり唸ったりして、豊かに感情を表出することもできました。我が家の犬に限らず、猫も、そしてヒト以外のあらゆる動物が、身振りや音声など、それぞれのやり方で他者とコミュニケーションをとることができます。これらと人間の言語は違うのでしょうか。それとも同じもので複雑さが違うだけなのでしょうか？

　ヒトの言語の特徴は、
- ・音声として発信される
- ・特定の対象を指し示す
- ・今ここにないものでも指すことができる
- ・言葉と対象の関係は恣意的である
- ・単語が文を構成する
- ・無限の文を作ることができる

などさまざまあります。これらをすべて満たすコミュニケーションを行う動物はいません。そういうことから、言語はヒトだけがもつものと認識されています。

　言語ではないけれども、ヒトの言語の特徴の一部をもつ動物はいます。**小鳥のさえずり**がその一例です。『さえずり言語起源論』（2010）の著者である岡ノ谷一夫先生は、さえずりの研究からヒトの言語の起源を明らかにしよう試みま

176 第9章 言語は脳でどのように処理されているのか?

した。そこには、人間だけが言語をもつようになった理由は、人間の言語のみ研究していても明らかにすることはできないという信念がありました。

それなら、人間に近いチンパンジーやゴリラを研究対象としたほうがよいのではないかという考えもあります。実際、手話訓練を受けて、100語の単語を覚え、使用できるようになったワショーというチンパンジーもいます。ゴリラやオラウータンも手話を覚えることができました。しかし、彼らは音声を作り出すことや、単語を並べて文を作ることは苦手です。ヘイズ夫妻に言語訓練をされたヴィキィというチンパンジーが3語程度を発音できることや、手話訓練を受けたニムというチンパンジーが2語を組み合わせるのができることが報告されていますが (中島. 2020)、人間の言語と比較すると単語量も組み合わせも、あまりにも少ないうえ、訓練にはとてつもなく労力がかかっています。

こういったことから、人間の言語の重要な特徴である「音声の使用」や「文を作る」といった側面を研究するためには、特別に人間が訓練しなくても、複雑なさえずりをする小鳥のほうが適していると考えられました。それでは、小鳥を対象とした、音声の研究と文法の研究について見ていきましょう。

(2) 小鳥は発声を学習する

鳥のなかには、人間の声や物音までうまく真似をして発声できる鳥がいます。九官鳥が代表格でしょう。オウムやインコも音声模倣が上手です。この能力を**発声学習**とよびます。発声学習のかなめは、**呼吸の制御**です。発声は息を止めて吐き出すときに音を出します。息を吸いながら発声することはできません。自分の意思で呼吸をコントロールできる動物が、発声学習できるようになったと考えられています (岡ノ谷. 2010a)。

発声を親から学ぶ小鳥がいます。ジュウシマツです。ジュウシマツのオスは、親から学んだ魅力的な歌によってメスをひきつけます。メスにとって魅力的な歌とは、さまざまな音を並べ、そしてときどき、音を入れ替えながら歌う複雑な歌です。自分のオリジナルの歌を完成させるには4ヵ月ほどかかります。最初から複雑な歌を歌うことはできず、1ヵ月ほどは歌いません。しかし、この期間にも歌の学習をしています。自身で歌わず、父親の歌を手本として聞いて覚える**感覚学習**を行っています。1ヵ月過ぎると発声練習をし始めます。この

4 動物のコミュニケーションから何がわかるのか？ 177

図 9-6　小鳥のさえずりの神経回路 （岡ノ谷，2010b, p.50 より）

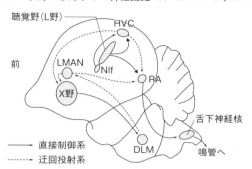

期間が**運動学習期**です。最初は濁った音を繰り返すのですが、徐々に父親の手本に合わせていくように歌は変化していきます。だんだん上達し、120日程で歌が完成します。完成した歌は、およそ父親の歌のようになりますが、ところどころ配列を変化させたオリジナルソングができあがります。

　小鳥のさえずりは、神経細胞の塊である**神経核**が複数連携して作動するシステムによって担われています。キンカチョウという歌鳥の研究により、鳥の脳の中央部にある NIf から後方に向かって、HVC、そして延髄手前の RA に連なる神経回路が発声をコントロールすることがわかっています。歌を学習したり、保持するときには、X野、DLM、LMAN という脳の前方に向かう迂回経路から RA に至る神経回路がはたらくこともわかっています（**図 9-6**）。

(3) さえずりに文法があるのか

　ジュウシマツは江戸時代からペットとして親しまれてきた小鳥です。1700年代に、中国や東南アジアに生息している「コシジロキンパラ」が輸入飼育目的で品種改良されました。先祖であるコシジロキンパラと家禽化されたジュウシマツのさえずり比較すると、ジュウシマツのさえずりのほうが複雑です。

　さえずりは、メスに対する求愛という機能をもちますが、それは、捕食者に見つかるというリスクを伴います。また、大きな声で歌うことは体力を消耗します。野生にいるコシジロキンパラは「捕食圧」がかかっているため、メスを惹きつけるために歌をアレンジする余裕はなかったということです。ジュウシ

マツはペット化されることによって、野外における捕食のリスクがなくなり、メスに好まれる複雑な歌を歌うようになりました。

では、コシジロキンパラとジュウシマツのさえずりの複雑さを比較してみましょう。さえずりをソナグラム（横に時間軸、縦に周波数を示す図）にのせて解析し、異なる音にアルファベットを振り当てていきます（図 9-6）。同じ音には同じアルファベットです。まず、コシジロキンパラから見ていきましょう。濁った音が多く、abcdef…とさまざまな音を発していますが、配列は一定です。これに対して、ジュウシマツの音は美しい倍音構造で、澄んだ音です。aaaと同じ音を続けたあと、bcdeeとなっています。音の種類はコシジロキンパラと同じ8種類程度ですが、その並べ方が異なり、複数の音がまとまった組み合わせ（チャンク）になっています。その規則を調べると、チャンクは繰り返されたり、繰り返されなかったり、ある程度ゆるい規則性のなかでアレンジされたりすることがわかりました。

この緩やかな文法構造をもつ歌が脳の中でどのように処理されているのかについて、さきほどの歌を担う神経回路をターゲットにして、実験が行われました。NIf のはたらきを人工的に止めると、ジュウシマツの複雑な歌は、単調な歌に変化しました。HVC のはたらきを部分的に止めると、複数の歌要素の組み合わせのうち特定の組み合わせが抜け落ちるという変化が起きました。また RA を部分的に停止させると、特定の歌要素が抜け落ちるという変化が生じました。このような機能停止実験や、電気生理実験などの実験結果を総合すると、RA では音要素の運動パターンが作られ、HVC では運動パターンの組み合わせであるチャンクが生成され、さらに高次の組み合わせが NIf で作られていると

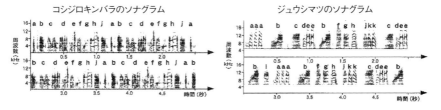

図 9-7　コシジロキンパラとジュウシマツのさえずりの複雑さ（岡ノ谷，2010b，p.47 より）

考えられます。つまり、歌要素、チャンク、フレーズという歌の構造が、脳内で階層的に処理されているといえます（岡ノ谷. 2010b）。

（4）言語の起源に迫ることができるのか

　文法を生成する脳のしくみが鳥の脳の中にも存在することは、言語がどのようにして生まれたかという謎の解明への大きな前進です。かつて、チョムスキーは、複雑な構造をもつ人間の言語を獲得できるのは、人間が生得的に言語獲得装置をもって生まれるからであると主張していました。この主張は、生得的に備わった「生成文法」が脳の機能として実在し、これを脳科学的に実証できるという考えをもたらしました。

　一方で、チョムスキーは、言語獲得装置の存在や生成文法を扱う能力を、人間以外の動物には認めていませんでした。人間の言語研究で扱われる文法と鳥のさえずり研究で扱われる文法には、隔たりがあったためです。人間の言語における文法は、単語を抽象的な句にまとめて、規則にのっとって連結させることで無限の文を生み出すことができます。これに対して、鳥のさえずりの文法では音の組み合わせは有限であり、そこで生成される文には限りがあります。人間の言語と人間以外の動物の認知能力との間に、進化的な連続性があるかどうかについての議論（尾島. 2014）は、今もなお続いています。

180　第9章　言語は脳でどのように処理されているのか？

🩶 まとめ

　動物の音声コミュニケーションは人間の言語の性質の一部をもっていますが、すべての条件を満たしてはいません。単語を文法規則にのっとって連結させて無限の文を生み出すことができるのが人間の言語です。言語の起源についてはいまだ謎が多くあります。この謎の解明は専門家に任せることにして、言語をどのように活かしていくかということに目を向けてみましょう。言語によって知識や技術を伝え、社会を発展させることができます。逆に、言語が情報操作のために使われ、社会を混乱させることもあります。個人間のやりとりでも、ふとしたひと言が人を励ますこともあれば、傷つけることもあります。ある状況において発せられる言葉は、その人がどのような環境に身を置き、どのような経験を蓄積してきたかという人生の鏡です。人間にだけ備わった特殊な能力である言語を、武器ではなく平和のために用いたいものです。

　この章ではあまり触れませんでしたが、失語症に苦しむ患者は少なくありません。言語と脳の関係についての研究が進み、新たな治療法や言語を代替するコミュニケーションツールが開発されることを期待しています。

第 10 章

ヒトの脳はどのように進化してきたのか？

──ヒトの進化、遺伝、性──

　ヒトは動物のなかで最も頭がよいことになっていますが、それは本当でしょうか。確かに、ヒトの脳は体重比に換算すると、どの動物よりも大きいです。私たちがあたりまえに使っている道具と言語は、動物でも使用は認められていますが、その複雑さと多様さはヒトには及びません。ボールペンから飛行機、生成AIまで、多くの"モノ"を作り出してきたヒトの脳は、どのように進化してきたのでしょうか。本章では、脳が大きくなるように進化してきたヒトの行動と心について考察します。

　進化にとって遺伝子のはたらきは重要です。私たちの遺伝子はどのようにはたらいて、行動や心を制御しているのでしょうか。ヒトの知能や学力の違いは、親から受け継いだ遺伝子の違いによるか、育った環境の違いによるか、この疑問を行動遺伝学の知見から見ていきます。さらに、哺乳類にだけに見られる遺伝子発現の制御機構であるゲノムインプリンティグについて解説し、なぜ哺乳類は有性生殖なのか、雄という生命装置がどうして必要になったのかについても考察します。

　はるか遠い時代から受け継がれてきたヒトの脳と遺伝子、その両方の視点からヒトの進化、遺伝、性について考えていきましょう。

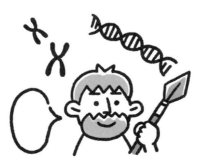

ヒトの脳はどうして大きくなったのか？

(1) ヒトの脳は大きい

　ヒトの脳は霊長類のなかで最も大きなサイズをもつように進化してきました。しかし、脳の重さだけを測ると、身体の大きいゾウやイルカの脳重量はヒトの4〜5倍ほどになります。そのため、脳の大きさを示す指標としては、"身体の大きさに対する脳の大きさ"を算出した**脳化係数**や**脳化指数**が使われています。**表 10-1** にジェリソンによる計算式を用いた脳化指数を示しました。この表から、ヒトの脳化指数はチンパンジーやイルカと比べて2〜3倍大きいことがわかります。脳化指数から見ると、ヒトの脳は現存する動物のなかで最も大きくなるように進化してきたと言えます。

　また、現生人類である**ホモ・サピエンス**の脳化指数は、それ以前のヒト属であるホモ・ハビルスやホモ・エレクトスと比べて大きいです（**表 10-2**）。ただし、約30万年前からヨーロッパを中心に生息していた**ネアンデルタール人**は、ホモ・サピエンスと比べて身体は少し小さいものの、脳は100 cc程度大きいことがわかっています。

表 10-1 動物の体重、脳重量、体重あたりの能重量、脳化指数（EQ）
（岡市他，2014, p.34 より）

種	体重(g)	脳重(g)	脳重／体重(%)	脳化指数 EQ (Jerison)
ラット	448	2.4	0.53	0.34
ネコ	3,276	25.3	0.77	0.96
イヌ	13,404	78.9	0.59	1.17
ウマ	175,000	385.0	0.22	1.03
シロイルカ	520,000	2,350.0	0.45	3.03
アフリカゾウ	6,700,000	5,700.0	0.09	1.34
ザトウクジラ	25,000,000	5,000.0	0.02	0.49
チンパンジー	50,340	382.5	0.76	2.34
ヒト	62,080	1,320.2	2.13	7.02

1　ヒトの脳はどうして大きくなったのか？ *183*

表 10-2　類人猿とヒトの体重、脳重量、脳化指数（EQ^A）
（カートライト, 2005, p.157 より）

	体重	脳重	脳化指数（EQ^A）
オランウータン	53,000	413	1.07
ゴリラ	126,500	506	0.68
チンパンジー	36,350	410	1.41
ホモ・ハビリス	40,500	631	2.00
ホモ・エレクトゥス	58,600	826	1.98
ホモ・サピエンス	65,000	1,330	2.95

$$EQ^A = \frac{実際の脳重量}{0.099 \times (体重)^{0.76} \text{ によって得られる脳重量の予測}}$$

データは Boaz & Almquist（1997）およびほかの研究による。

　脳の機能を考えるとき、その重量だけでなく、大脳皮質の**神経細胞**の数も重要な指標になります。ヒトの神経細胞の数はゾウや他の霊長類よりも多いです（が、イルカにはヒトの 2 倍程度の神経細胞をもつ種がいます）。しかし、脳細胞が多いとその情報処理に時間がかかるというデメリットも生じます。神経細胞間を伝わるスピードが速くても、多くの細胞を経由するのであれば、処理する合計の時間は長くなると予想されるからです。最近の研究において、ヒト、チンパンジー、アカゲザル、マーモセットの 4 種類の霊長類を対象に、脳で音を処理するスピードが測定されました。音が聴覚野に到達するまでの時間（10 〜 20 ms）は、これら 4 種類で違いませんが、音刺激が呈示されてから聴覚野で音の変化を検出する N1 の反応は、マーモセット（40 ms）、アカゲザル（50 ms）、チンパンジー（60 ms）、ヒト（100 ms）の順で遅くなりました (Itoh et al., 2022)。N1 の応答時間の違いは、音を処理する時間の長さ（時間窓）の違いを示しています。言語などの複雑な音を聞き分けているヒトでは、チンパンジーと比較して音に対する反応に 40 〜 50 ms 程度のわずかな "保留時間" があると言えます。音が鳴ったという感覚的な処理だけでなく、どのような音が鳴ったのかという知覚的な処理をするためにこの長さの時間窓が必要なのでしょう。ヒトが言語などの音情報の深い処理を日常的に行っていることの表れなのかもしれません。

(2) なぜヒトの脳は大きくなったのか

どうしてヒトは脳が大きくなるように進化してきたのでしょうか。進化の定義はさまざまですが、「長い時を経る間に、ある個体の**遺伝子**に変異が生じて異なる個体が出現し、生物の種が変化していくこと」と言えます。ヒトの脳が大きくなった原因として、**遺伝子の要因**と**環境の要因**が考えられますが、それぞれ見ていきましょう。

脳に関与する遺伝子を解析した研究では、ヒトとチンパンジーの死後脳について、8領域（大脳皮質や小脳など）で発現する遺伝子が検討されました。その結果、チンパンジーに特異的に発現する遺伝子は240個であるのに対して、ヒトに特異的な遺伝子は1851個であり (Xu et al., 2018)、ヒトが7倍程度多いことがわかりました。また、イギリスとアメリカの約3万6千人を対象とした遺伝子解析によって、ヒトの脳の構造（大脳皮質の厚さ、表面積、灰白質の容積など）に関わる遺伝子は、4349個あることが示されています (Warrier et al., 2023)。脳で発現する遺伝子が多いことは、脳で機能する**タンパク質**が多くなることを示しています。その結果、ヒトの脳は大きくなり、複雑な機能を有するようになったと考えられます。

では、環境の要因はどうでしょうか。ヒトの脳サイズの進化の要因ついて、脳の代謝コストの推定値によってシュミレーションした研究があります。結果として、ヒトの脳サイズは、生態学的要因（食物の発見や確保など）が60%、ヒトの協力行動の要因が30%、ヒトによる競争の要因が10%で説明できることがわかりました (González-Forero & Gardner, 2018)。ヒトの脳が大きくなったのは、厳しい環境のなかで食物を確保してきた個人のスキル向上といった非社会的要因が大きいと言えます。一方で、社会的要因がないわけでもなく、**協力要因**が**競争要因**よりも高いことは、後で考察するヒトの行動の特徴を考えると妥当な結果と言えるでしょう。

(3) 道具の使用

ヒトは、大きくなった脳でどのような行動が可能になり、どのような心をもつようになったのでしょうか。ヒトの脳は他の動物と比較して、**大脳**（終脳）が大きいという特徴がありました。大脳皮質の発達によって、ヒトは他の動物

1 ヒトの脳はどうして大きくなったのか？ *185*

には見られない複雑で多様な**道具**と**言語**を使えるようになりました。

ヒトの祖先は 700 万年ほど前に他の類人猿から分かれて、別の進化の道を歩み出しました。アウストラロピテクスなどの**猿人**の時期を経て、250 万年ほど前に現在のヒト属であるホモ・ハビリスが誕生しました。猿人の頃より直立二足歩行をしており（岡田. 2014）、この時期にヒトは森での生活から陸上での生活を選択し、手が自由なったと言えます。手が自由になると、子どもを抱きかかえることや獲物の肉や木の実などの食料を、手で運べる利点があります。しかし、アフリカの草原では、果実や木の実は森よりも少なく、食料の調達のためには狩りや漁で動物を捕獲することがそれまで以上に必要になりました。道具を作る必要性はこのようなストーリーだったと考えられます。

ヒトの親指はチンパンジーに比べて長く、精緻な動きが可能です。道具の使用には視覚野、運動野、体性感覚野のはたらきが必要で、特に手先が"器用に動く"ことが重要です。チンパンジーやカラスなど動物でも簡単な道具の使用が観察されていますが、**石器**を作り出したのはヒトだけであり（更科. 2017）、猿人の頃から使用が認められています。脳が大きかったネアンデルタール人も、精巧な石器を作っていたことが推察されています。

（4）言語の使用

次に**言語**の使用です。ヒトはいつ頃から言語を使えるようになったのでしょうか。ホモ・サピエンスが 5 万〜12 万年前頃に言語を使いだしたと言われていますが、定かではありません。道具の使用や火の使用と比べて、使用の根拠を特定することが難しいからでしょう。トリの歌には階層構造があり、文法を形成していることや（岡ノ谷. 2018）、野生のチンパンジーが 12 種類の鳴き声を使って、400 とおりの構文を作っていることが、最近報告されています（Girard-Buttoz et al., 2022）。しかし、ヒトと他の動物の言語によるコミュニケーションは、文字の使用も含めて大きく異なります（8 章 1 節）。

ヒトの言語の使用に関係が深いヒト型の *FOX2P* 遺伝子は、ラットやチンパンジーと比べて 2 ヵ所のアミノ酸置換があります。また、この遺伝子はホモ・サピエンスだけでなくネアンデルタール人にもあることがわかっています。

では、言語の使用がヒトの生存にどのように有利な役割を果たしたのでしょ

186 第10章 ヒトの脳はどのように進化してきたのか？

うか。言語はコミュニケーションのツールですので、他者に発せられて、**社会性**を育む基盤となります。**求愛の歌**がヒトの言語の起源という説もありますが（9 章 4 節）(岡ノ谷. 2013)、ここでは食物の確保のための社会性に注目します。ヒトは、自分よりも大きな動物や速く走る動物を捕獲するのが 1 人では難しく、多数の人々が協力する必要があります。マウス、ラットやサルなどのように鳴き声だけでも集団生活を送ることはできそうですが、言葉を介して協力関係を作り、道具を使用することで、自分よりも大きい動物を捕獲できるようになったと推測できます。それによって、森で生活していたときよりも、食料が多様で豊富になり、その結果として、脳が大きくなり、さらにヒトの感覚能力、運動能力、思考力が高まったと言えるでしょう。

(5) 言語による協力社会

ヒトもチンパンジーも 20〜100 人程度の集団で生活しています。しかし、この両者で決定的に違うところは、その社会性、集団のあり方だと指摘されています。野生のチンパンジーでは、アルファ雄とよばれるボスを筆頭に、互いに協力はするものの厳しい階級社会が形成されています（**表 10-3** 左列）(石川. 2023)。

一方、ヒトでは、リーダーは存在するものの基本的に**協力**と**信頼**で結ばれた集団であったようです（**表 10-3** 右列）。ヒトの場合は、食料の捕獲において、協力行動、役割分担など、現代の球技スポーツで見られるようなチームプレイが行われていたようです。うまく獲物を捕獲するための工夫や作戦、信頼関係の形成から道徳の形成まで、脳が変化していく過程で、多様な行動や思考が発

表 10-3 チンパンジーとヒトの社会の特徴（石川. 2023 を参考に作成）

チンパンジーの社会	ヒトの社会
厳しい階級社会	協力と信頼で結びついた社会
・20〜100 頭程度の集団	・100 人程度の集団で生活
・最高位はアルファオス	・協力して獲物を狩る
・食べ物は強い順に食べる	・採取した食料を分け合う
・階級争いは頻繁に起こる	・子育てを手伝い合う
	・ケガを治療し合う、看病し合う

1　ヒトの脳はどうして大きくなったのか？　*187*

達していったのでしょう。

　言語は独りで使うときは**思考のツール**となります。さらに、子どもや他の集団から入ってきた大人をチームの新戦力とするためには、言語を使って**教育**も行われたと推察できます。言葉の起源の要因は求愛なのか協力なのか、どちらが優勢であったのかはわかりません。しかし、生命の維持に必要な食物を確保するためには、協力も生殖（メンバーを充実させる）もどちらも重要であったと言えるでしょう。

(6) 利他行動に関わる脳活動とは

　ヒトの社会性において重要な点は、他者を助けるような**利他行動**が見られることです（4章1節）。人工飼育されたチンパンジーでは、利他行動や互いに協力してエサを得るような**互恵的**な協力行動が見られますが、そのような行動の生起には相手からの要求行動が必要です（山本, 2011）。ヒトの場合は、相手の気持ちを察して、困っていそうな他者に対して自発的に援助行動が生起しますが、チンパンジーではそのような行動はほとんど生起しないようです。

　利他行動に関与する脳部位はあるのでしょうか。ヒトを対象に、自己の報酬が増える選択と他者の報酬が増える選択をする課題において、脳活動をfMRIで測定した研究があります（Fukuda et al., 2019）。課題の手続きや結果の解析は複雑なので、簡単に結果を説明します。自己に報酬が増えるカードが呈示されると、左背外側前頭前野の活動が高まり、他者に報酬が増えるカードが呈示されると、左背外側前頭前野に加えて右側頭 – 頭頂接合部の活動が高まります。他者に報酬が増える選択には右前島皮質の活動が高まり、最終の意思決定時には両方の条件で内側前頭前野が高まります。他者への報酬に関わる脳部位が、前頭前野以外の広い範囲に拡がっていることは非常に興味深いです。**自己の報酬を最大化する行動は動物にとって必要不可欠ですが、それに加えて、他者の利益にも積極的に目を向けることができるのが、ヒトが動物と異なるところなのでしょう**（とはいっても、人同士の争い事はいつの時代も続いていますが）。

(7) 心の進化を考える

　先の研究において、自己や他者の報酬によって活動が高まる前頭前野のはた

188 第10章 ヒトの脳はどのように進化してきたのか？

らきは、1章でも述べた"未来の報酬を予測する機能"に相当すると言えます。ここでは、他の動物との比較をしながら、前頭前野の機能について改めて考えてみましょう。前頭前野の大きさはチンパンジーの4倍程度ですが、全脳重量に対する前頭前野の大きさは、他の類人猿とそれほど違いません (Semendeferi et al., 1997)。これに対して、前頭前野の最も前方に位置する**前頭極**（ブロードマン10野）は、他の類人猿と比べて重さで5倍以上、全脳重との比でも2倍程度の大きさをもちます。そしてこの前頭極は、並行して作業を行うマルチタスク機能のほかに、未来の展望記憶、未知のできごとをメタ認知する能力など、未来に関わる認知機能を担っています (渡邊, 2016；Miyamoto et al., 2018)。

　ヒトの全脳重量に占める前頭前野の大きさは、他の霊長類と同じであることから、自己の報酬の最大化やワーキングメモリの利用など、現在のできごとに対する認知機能は、他の霊長類とそれほど違いはないのでしょう。チンパンジーの認知課題の遂行は大学生よりも優れています (Inoue & Matsuzawa, 2007)。しかし、前頭極が担う「**将来の予測**」に関する認知機能は、ヒトと他の霊長類とでは大きな違いがあると言えるでしょう。ヒトは（苦手とはいえ）1～2年後の未来を想像して現在の行動を調節することができます。協力行動や利他行動は、「今協力しておけば次は協力してもらえる」、「子孫の未来を考える」といった自己や他者の報酬の長期的な予測を必要とします。ヒトは未来を予測する機能をはたらかせることで、信頼関係、他者への思いやり、道徳観など、ヒト特有の向社会的行動を築いていったのではないでしょうか。その神経基盤として、ヒトで特に発達している前頭極が重要なはたらきを担っているのかもしれません。

（8）動物の利他行動

　ヒト以外の動物種でも利他行動は見られ、親が子どもを守るために命がけの行動をとることが知られています。鳥類のチドリは巣に近づく捕食者を巣から遠ざける方向に誘い出して、子どもを守る行動をとります。そのときに自分が"傷を負ったふり"をして、捕食者の注意を自分に向けるのです。このような行動は**偽傷行動**とよばれています。捕食者がたまたま巣の前を通り過ぎようとするときには生起せず、捕食者が巣をめざして真っすぐやってくるときにこの行動が生じることもわかっています (渡辺・小嶋, 2007)。母親のチドリもたまに

1 ヒトの脳はどうして大きくなったのか? *189*

は失敗して捕食者の餌食になる場合があり、命がけの偽傷行動です。

　マウスにも利他行動が認められています。雌マウスは通常は他個体に攻撃行動を示すことはありませんが、子どもを産んで授乳しているときには、巣に侵入してきた雄マウスに対して、それを撃退しようとします。妊娠期にもこのような行動が見られ、**母性攻撃行動**とよばれています（永田・小川, 2013）。母親が子どもの無事を思う気持ちが最大の知性とパワーを発揮することは理解できますが、このような偽傷行動や母性攻撃行動が生起するメカニズムはどういったものなのでしょうか。遺伝的に組み込まれた行動のレパートリーなのでしょうか。次節では、遺伝による行動の制御に迫ってみたいと思います。

🐭 まとめ

　ヒトの脳は、体重比で換算する脳化指数でみると、動物のなかで最も大きな値となります。ヒトが森から草原へと住む場所を変えて、二足歩行を選択した結果、道具と言語の使用の必要性が出てきました。道具の作成と使用、言語体系の構築は、脳が大きくなったことと関係しています。ヒトは集団の中で協力して、食料を確保し、子育てをしながら生き延びてきました。他の霊長類と比べて特にヒトで発達している前頭極は、信頼や協力という将来の予測に関与します。将来のことを予測して現在の行動を調節するのは、ヒト特有の"心のはたらき"と言えるでしょう。

2 能力の差はどうして生じるのか？
——遺伝か、環境か、努力か

　遺伝子の話は心理学というより生物学の範囲に入りますので、難しいと感じる人も多いかもしれません。ヒトの身体には 37 兆個の**細胞**があり、その細胞すべてに同じセットの**遺伝子**が入っています（図 10-1）。遺伝子が格納されている 46 本の染色体は対をなしており、父親から半分、母親から半分を受け継いで、私たちの身体の設計図となっています（図 10-2）。例えば、背の高さは遺伝子のはたらきで説明できる割合が高く、両親の背が高いとその子どもの背が高くなる確率は高くなります。

　では、知能や学力はどの程度遺伝で説明できるのか、努力や継続力も遺伝するのか、脳の形や大きさはどうなのか、誰もが疑問に思っていることを追いかけていきましょう。

(1) 遺伝子とは

　遺伝子のことを理解するときに、いくつかの用語を知っておくとよいです。**ゲノム**、**DNA**、**塩基配列**、**染色体**などの用語です。ヒトの細胞の中には**核**があり、核の中には 46 本の**染色体**（性染色体と 22 対の常染色体）が含まれていて、その主な構成要素はデオキシリボ核酸、つまり **DNA** です。DNA は二重らせ

図 10-1　細胞の中の染色体とその中にある DNA と遺伝子

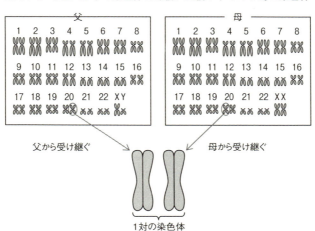

図10-2 男女46本の染色体と母親、父親ゆずりの1対の染色体

ん状の**塩基**（アデニン、グアニンなど）から構成されていて、そのうち「特定の情報をもつ連続する**塩基配列**の集団」を遺伝子とよんでいます。遺伝子とは生物の身体をつくる設計図のことであり、親から子に遺伝する性質をもっています。46本の染色体それぞれにある DNA を合計したものが**ゲノム**とよばれ、ヒトの全ゲノムは 2003 年に解読が完了されました。

　ヒトの全ゲノムは 30 億の塩基の対からなっています。遺伝子はヒトでは約 2 万個あり、マウスと同じ程度です。なんと、ミジンコの遺伝子はヒトよりも 8 千個程度も多いことがわかっています。DNA のなかには、遺伝情報をもたない塩基の集団もたくさんあって、遺伝子のはたらきを制御しているものや、その役割が不明なものもあります。計算の仕方にもよるのですが、約 30 億の塩基配列はヒト同士では 99.9% 程度同じで、ヒトとチンパンジーとでは 98 〜 99% 程度同じです。わたしとあなたの DNA（全塩基配列）の違いは 0.1% にすぎません（300 万個の塩基が異なるということ）。99.9% の一致がヒトとしての共通点であり、0.1% の違いがヒトの個性の表れとも言えます。

（2）遺伝子多型はヒトの個性

　ヒトの個性の原因のひとつとして**遺伝子多型**が挙げられます。遺伝子はいく

192 **第10章 ヒトの脳はどのように進化してきたのか？**

つかの塩基配列の集団からなっていることを説明しました。あるタンパク質を合成する遺伝子（塩基配列の集団）にも多様性があることがわかっています。遺伝子多型による**遺伝子発現**の多様性は、私たちの個性の原因とも考えられています。このような、遺伝子によって表出される見た目の形質（特徴）のことを**表現型**といいます。例えば、アルコールの分解に関わる酵素を作り出す遺伝子にも多様性があります。その塩基配列のわずかな違いによって、酵素のはたらきの強い弱いが生じ、お酒に強い人とお酒に弱い人に分かれます。

　アルコールの分解能力など、身体の性質や形態を遺伝子が決めていることは理解しやすいと思います。しかし、心のはたらきを遺伝子が決めているということは考えにくいかもしれません。心はもって生まれたものですが、環境要因や経験要因で大きく変化するものだからです。ところが、遺伝子多型が心のはたらきにも関与することが明らかにされています。

　例えば、神経伝達物質であるセロトニンの再取り込みに関与するトランスポーターの遺伝子の多型は、ヒトの不安に関わっています (Heinz et al., 2005)。また、ドーパミン受容体のひとつであるD4受容体の遺伝子多型は、新奇性の追求に関わります (Benjamin et al., 1996)。1章で説明したように、神経細胞同士はシナプスを形成しており、そこに神経伝達物質が放出されることで、次の神経細胞へ電気信号を伝えます。セロトニンやドーパミンといった神経伝達物質は、心のはたらきに重要な役割を担っていました（1章2節）。そのため、シナプスではたらくトランスポーターや受容体の遺伝子多型は、神経伝達物質のはたらきの多様性の基盤となり、私たちの心のはたらきに変化を生み出すのです。

（3）動物による遺伝子と行動の研究

　特定の遺伝子の役割を調べるためにはどのような方法があるでしょうか。神経科学や分子生物学の領域では、マウスなどを対象に遺伝子改変技術を用いて遺伝子を操作する方法が用いられてきました。例えば、オキシトシンの受容体の遺伝子を欠損させたマウスは、全身のオキシトシン受容体がありません（それでも生まれてきて、成長し、子を産みます）。このマウスの行動を調べることで、オキシトシンのはたらきを調べることができます。

　現在では、ゲノム編集などの技術で、以前よりも比較的容易に遺伝子改変動

2 能力の差はどうして生じるのか？ *193*

物を作成することが可能になっています（田中他, 2018）。このような方法は、例えば脳内ではたらく受容体、神経伝達物質、酵素などの役割を調べたいときに、その遺伝子を操作することから**遺伝子ターゲティング法**とよばれています。

　心理学の領域ではどのような方法で行動と遺伝子の関係が調べられてきたでしょうか。遺伝子が行動に与える影響を調べることは、**行動遺伝学**と称して古くから行われてきました。私たちに見られる行動の違いは、生得的な資質によるものなのか、後天的な経験や学習によるものなのか、という問いは非常に興味深い問題です。マウスなど動物を対象にした場合には、**近交系交配**といって20世代以上にわたって兄弟姉妹で交配を繰り返すことで、ほぼ同じ遺伝子をもつ集団を作り出すことができます（藤田・加藤, 1983）。マウスは系統の種類が豊富ですので、遺伝的背景が異なる系統種でいくつかの近交系を作ることができます。異なる遺伝背景の近交系マウス群を構成し、同じ飼育環境で同じ行動テストを実施した結果、行動に違いが見いだされれば、それは遺伝的背景の違いによるものと結論づけることができます。では、ヒトを対象にした場合はどのような方法があるでしょうか。さすがにヒトにおいて近交系の交配を繰り返すことは、倫理的にも時間的にも研究として不可能です。

(4) 双生児の知能や学力を調べる

　発達心理学や教育心理学の領域では、ヒトを対象とした行動遺伝学の手法として、**双生児**を対象とした研究が行われています。一卵性双生児の遺伝子配列は両者で100% 一致しています。このことを利用して、例えば、別々の地域で別々の親に育てられた一卵性双生児の行動を調査すれば、学力など2人の行動の違いは、（生育環境だけが異なるため）**環境要因**によるものと結論づけることができます。しかし、日本では一卵性双生児が別々の家庭で育つことは少ないことから、同じ家庭で育った一卵性双生児と二卵性双生児の行動を比較するという方法がとられています。二卵性双生児の遺伝子の類似度は兄弟姉妹と同じ程度です。同じ家庭で育った一卵性双生児の類似度、同じ家庭で育った二卵性双生児の類似度を比較して、前者の類似度が高いと遺伝の影響が大きくなります。両双生児が共通して類似している程度は**共有環境**の影響（親のしつけなど家庭内での環境の影響）であり、遺伝要因でも環境要因でも説明できない分は、

非共有環境の影響（異なるクラスや先生、異なる課外活動などの影響）と考えます（安藤, 2023a）。このようにして、知能や学業について、それが遺伝と環境のどちらの影響によるものなのかが調べられました。

(5) 知能と学業の遺伝要因と環境要因

　知能は比較的最近の 2010 年の 1 万人以上のデータによって、学業は 1960 年代の小学生 270 組、中学生 195 組のデータによって分析されました。

　その結果として、小学生での知能は 50% 程度が遺伝の影響で説明でき、成人に移行するにつれてその割合は増えて 60 〜 70% 程度になることがわかりました（**図 10-3**）（安藤, 2023a）。一方、学業においては、小学生では遺伝の影響はほとんどの科目で 50% 以下であり、中学生になるとその影響はさらに減少します。なお、身長をこの方法で分析すると遺伝の影響は 90% を越えます（安藤, 2023b）。

　これらの結果をどのように見ていけばいいでしょうか。例えば、一卵性双生児は体つきや顔つきはそっくりなので、身長を遺伝で説明できる割合が 90% 以上と言われると納得します。一方で、知能や学業については遺伝の影響は 50% 前後で、容姿ほどその影響は大きくないと言えます。特に、中学生の数学の成

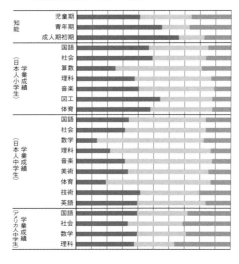

図 10-3　知能と学業成績に対する遺伝、共有環境、非共有環境の影響の割合
（安藤, 2023a, p.75 をもとに作成）

2 能力の差はどうして生じるのか？ *195*

績の遺伝の影響が 20% 以下というのは少なくて意外な感じがします。**数学は
もって生まれた資質の影響を受ける科目だと考えがちですが、このデータから
は日々の積み重ねが大事なことがわかります。**他の科目についても、中学生と
もなると、資質（遺伝）よりも日常の勉学の重要性が見えてきます。高校生や
大学生の学業成績や社会人になってからの仕事ぶりについてはどうなるでしょ
うか。**勉学や仕事の内容はさらに複雑で多様になりますので、中学生の頃より
も遺伝の影響はさらに減少すると予測できるでしょう。**

このデータにおいては、知能でも学業でも、共有環境（家庭）の影響が非共
有環境の影響よりも大きくなっています。これは調査対象が双生児であること
が原因であるかもしれません。例えば、年の離れた兄弟姉妹の場合と比べると、
双生児は同じ時間に家庭にいる時間は長くなり、先生や友達も共通である場合
が多く、互いの相互作用も含めると、非共有環境の機会そのものが少ないと考
えられます。遺伝の影響とそれ以外の影響という比較は、そういう要素がなく
なりますので、わかりやすいかと思います。

(6) 脳の形態の遺伝要因と環境要因

脳や脳部位の大きさについて、遺伝や環境の要因でどの程度説明できるので
しょうか。一卵性双生児の脳を画像で見ると、脳の大きさや輪郭、脳室の大き
さなどは両者でよく似ていますが（**図 10-4** の左右比較）、別の一卵性双生児と
比較すると大きく異なることがわかります（**図 10-4** の上下比較）(安藤, 2023b)。

また、50 歳代のおよそ 200 組の双生児の脳を MRI で測定した研究において、
前頭葉、頭頂葉、後頭葉、側頭葉内側部、帯状回の 5 つの領域の表面積が一卵
性双生児と二卵性双生児で比較されています。その結果では、前頭葉と頭頂葉
における遺伝の影響は 80 〜 90% 程度ですが、側頭葉内側部と帯状回では 50%
程度であり、脳部位によって大きな違いがありました（**図 10-5**）(Eyler et al., 2010)。

脳は遺伝子から作られる身体の器官なので、身長と同様、ほとんどが遺伝の
影響で説明できると予想しましたが、そうではないようです。前頭葉と頭頂葉
については遺伝の影響が大きいですが、側頭葉内側部や帯状回のような脳の内
側部分では、その影響は 50% 程度となり、心のはたらき（知能や学業）と同じ
程度まで小さくなります。前頭葉と頭頂葉は実行系のネットワークが、側頭葉

196　第10章　ヒトの脳はどのように進化してきたのか？

図10-4　MRIによる一卵性双生児の脳を比較した画像（安藤, 2023b, p.169より）

一卵性双生児のペア1

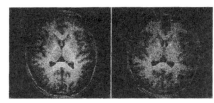

一卵性双生児のペア2

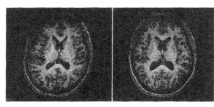

図10-5　脳部位ごとの表面積における遺伝、共有環境、非共有環境で説明できる割合
（安藤, 2023b, p.170より）

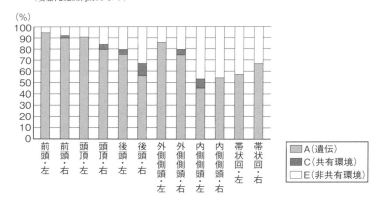

内側部や帯状回は安静時のネットワークが作動するときに活動する脳領域でした。双生児の脳部位ネットワークを検討した研究においても、安静時ネットワークの活動に関する遺伝の影響は50％以下で、実行系ネットワーク（70〜80％程度）の活動と比べるとその影響は少なくなっています（Teeuw et al., 2019）。

　これら一連の知見より、能率よく作業するときにはたらく実行系のネットワークの起動は、遺伝の影響が大きいと言えます。しかし、学業成績は、中学生

の時点で遺伝の影響が 50% 以下になっていました。**遺伝による脳の形態や活動パターンと、実際の経験による学業の結果とは、多少のずれが生じるのでしょう。**また、側頭葉内側部や帯状回は安静時ネットワークと関係が深い部位です。リラックスしたり、自己について考えたりするときにはたらく脳活動は、人それぞれの生き方や考え方を反映しているため、遺伝で説明できる割合が小さくなるのでしょう。

　本書ではこれまでに、行動の継続によって脳がポジティブに変化することを述べてきました。学業成績の遺伝の影響が年齢とともに小さくなっていくことは、家庭や友人などの環境の影響や、自身の継続力やモチベーションといった取り組み方が重要であることを表しています。また、安静時ネットワークの結合は、スポーツや瞑想を継続すると強固になり、それらは心の安定にも関与します（3 章 1 節）。**心のはたらきは、遺伝の影響をベースにしながらも、経験によって変化するもの、そう考えておくと少し安心できるでしょう。**

　私たちは親から受け継いだ遺伝の影響と、与えられつつも自身で選択してきた環境のなかで、自分の行動を発動させ、脳や心を再編しています。生命体としてはある意味平等な、先天性と後天性が混在した不思議な世界で生きています。それらのことを受け入れながら、生きていること自体を尊び楽しめることができればと思います。

💙 まとめ

　私たちの身体の特徴や性格の特徴は両親から受け継いだ遺伝子によって影響を受けています。遺伝子にも多様性があり、遺伝子多型は個性の原因とも考えられています。双生児を対象とした行動遺伝学の研究によると、知能や学業について遺伝で説明できる割合は 50% 前後ですが、学業の成績については年齢が高くなるとその割合は少なくなります。また、実行系ネットワークに関わる前頭葉や頭頂葉の表面積は遺伝の影響が大きいですが、安静時ネットワークに関わる側頭葉の内側部や帯状回では、その影響は小さくなります。学業成績は生まれもったものをベースにしながら、経験によって獲得されるものと言えるでしょう。

動物の性はどのような意味をもつのか？

(1) 母親と父親からの遺伝子のはたらき

　私たちの遺伝情報は、母親から半分、父親からもう半分を受け継いでいると前節で述べました。これは、細胞の中にある 46 本の**染色体**が対をなしており、23 種類の染色体の一方を母親から、もう一方を父親からゆずり受けているからです（図 10-2）。染色体の中に **DNA** が折りたたまれていて、遺伝子とはその DNA にある塩基情報の特定の集団のことでした。

　卵や精子といった**生殖細胞**が作られるときには、図 10-6 に示すように**減数分裂**をするため、対をなす染色体はそれぞれ 1 つずつになり、卵や精子の染色体はそれぞれ 23 本になります。そして、卵と精子が合体した**受精卵**には、卵と精子のそれぞれの染色体が入り 46 本の染色体をもつようになります（図 10-6 は、理解しやすいように染色体を 1 対 2 本に簡略化しています）。

(2) ゲノムインプリンティングとは

　私たちの細胞の中には、母親由来と父親由来が一対になっている染色体があり、各染色体には同じ機能に関わる遺伝子が 1 つずつ存在することなります。

図 10-6　減数分裂と受精における染色体

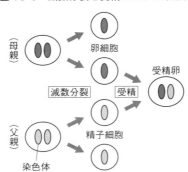

3 動物の性はどのような意味をもつのか? *199*

この一対の遺伝子を**対立遺伝子**といいます。多くの対立遺伝子は、父親由来と母親由来の両方の遺伝子がはたらいて機能を発揮します。しかし、最近になって、対立遺伝子の片方、つまり母親由来もしくは父親由来の遺伝子のどちらかが抑制され機能しない遺伝子があることがわかってきました。このように特定の遺伝子のはたらきが抑制されることを**インプリンティング**（刻印されている）と言います。卵や精子で生じるものは**ゲノムインプリンティング**とよばれ、遺伝の本質に関わります。抑制された遺伝子は全2万個中の約100個です（樋浦. 2009）。

ゲノムインプリンティングの現象が発見されたきっかけは、母親由来もしくは父親由来の染色体だけでマウスの受精卵を作って、生命を誕生させようとした研究に端を発しています。受精卵に核移植することで母親由来（もしくは父親由来）の染色体を2倍体にしたマウスを作成したところ、それらのマウスはいずれも胎児期に死んでしまいました。生命が維持されるためには、母親由来と父親由来の染色体（遺伝子）が合わさることが必要なのです。

ゲノムインプリンティングは、すべての動物で見られるわけではなく、実は哺乳類だけに見られる興味深い現象です。

（3）ゲノムインプリンティングの破綻による遺伝子疾患

では、このインプリンティングは脳のはたらきとどのように関わっているのでしょうか。抑制された遺伝子の多くは脳で発現することがわかっています。そのため、このようなインプリンティング機構に破綻が生じると、神経系に異常が出る疾患を引き起こします。例えば、Necdin 遺伝子は父親由来の遺伝子だけがはたらいていて、母親由来の Necdin 遺伝子は抑制されています。もし、この父親由来の Necdin 遺伝子のはたらきまでが抑制されてしまうと、プレーダー・ウィリー症候群という神経発達異常症になり、発達の遅滞やホルモン異常を引き起こします（吉川. 2009）。シルバー・ラッセル症候群では、通常はたらいていない父親由来の遺伝子がはたらき出すことで、重度の発育遅延や成長障害を引き起こします。また通常はたらいている母親由来の遺伝子のはたらきが弱まることで、アンジェルマン症候群になります。この症候群の特徴として、大脳皮質の大きさが小さく、発達遅滞やてんかん様の発作を示し、約40% で自

200　第10章　ヒトの脳はどのように進化してきたのか？

閉症となると言われています (ウェンナー, 2010)。また、ゲノムインプリンティング機構の破綻はがんの発症とも関わっています。

　母親もしくは父親由来のどちらかの染色体の一部の遺伝子のはたらきが抑制されている状態は、もう一方由来の遺伝子の正常な発現に期待するしかなく、非常に不安定です。正常にはたらくはずの遺伝子に異常が出たり、抑制されているはずの遺伝子が暴走したりすることでさまざまな疾患になる可能性があります。ゲノムインプリンティングされている遺伝子は約100個で、すべての機能は解明されておらず、破綻が生じる原因もわかっていません。

(4) 哺乳類とゲノムインプリンティング機構

　ゲノムインプリンティング機構が哺乳類に限られているのは、なぜなのでしょうか。その背景を見ていきましょう。哺乳類のなかでも胎盤をもつ有袋類と真獣類でゲノムインプリンティングが見られ、それらは胎児の成長や母子間の栄養輸送に関わっています。そのため、ゲノムインプリンティングは哺乳類の胎盤のしくみや胎生の進化と関係があると考えられています (鈴木, 2013)。2章で説明した妊娠期ストレスによる胎児への影響は、この機構の破綻とも関係するかもしれません。

　ところで、哺乳類以外では**単為生殖**が見られ、受精しないでも卵がふ化して子どもが生まれてきます。ゴキブリやハチは雌だけの単為生殖と、**雌と雄の有性生殖**を組み合わせています。トカゲやヘビなどの爬虫類やシチメンチョウのような鳥類も単為生殖が可能です。それらは次世代の子どもを作るのに雄が不要なのです。一方で、哺乳類はすべて有性生殖なので、子孫を残すためには、子どもを産む雌に加えて、雄も必要となります。有性生殖が行われる過程で、ゲノムインプリンティング機構が組み込まれたのでしょうが、個体の生存にそれほど有利にはたらかない機構がどうして残っているのか不思議です。

(5) なぜ雄が必要となったのか

　ここからは視点を変えて、なぜ哺乳類だけが有性生殖なのかを考えてみましょう。有性生殖は子孫を残すために雌と雄との交配が必要である点で、単為生殖よりも**生殖にかかるコスト**が高くなります。このことは、なぜ雄が必要なの

3 動物の性はどのような意味をもつのか？ *201*

かという根本的な問いを導きます。

　有性生殖が種の保存に有利にはたらく説はいくつかありますが、ハミルトンが提唱した**"有性生殖による赤の女王説"**が有力な考え方です。単為生殖では、母親から子どもが生まれるときに遺伝子はそのままコピーされて子どもに伝わります。もし、生きているすべての世代の個体が同じ遺伝子であるならば、環境の変化や、ウイルスや細菌などの感染に遭遇した場合に、全員死滅する可能性が高まります。しかし、世代が変わるごとに、雌の遺伝子と雄の遺伝子とを混ぜ合わせることができる有性生殖では、遺伝子の多様性が増し、ウイルスや細菌に感染した場合にも、全滅を防ぐ可能性が高まります。動物が雄という生命装置を作り出したことは、本来、生命体のデフォルトである雌が、世代を越えて生き延びるための戦略だったのかもしれません。

　単為生殖と有性生殖を使い分ける動物のほうが、多くの子孫を残すことができます。しかし、昆虫は世代ごとに多産多死を繰り返しています。一方で哺乳類は、効率の悪い有性生殖を選びとり、雄と雌の遺伝子を混ぜ合わせながら、環境に適応できる強い子どもを母親のお腹の中で育てるという進化の道を歩んできました。その副産物として、ゲノムインプリンティング機構（遺伝子の抑制機構）が宿ってしまったのでしょう。

　もちろん、進化は個体の戦略や選択によるものではなく、偶然の**遺伝子変異**によって起きるものであり、その結果が現在に受け継がれているに過ぎません。ハチやアリの雄は生殖用の"スーパーサブ"として生活しています。一方で、哺乳類の雄は"スタメン・フル出場"で生活していますが、雄の寿命は雌より $10 \sim 20\%$ は短いようです。進化という長い旅のなかで、変異を繰り返す遺伝子たちは、今後、私たちの身体・脳・心を、どのように変えていくのでしょうか。さすがにヒトの前頭前野をもってしても、予測することは難しいでしょう。

（6）母親脳のスマートさと父親脳のたくましさ

　マウスの場合、卵の染色体や精子の染色体を2倍にした生命体は胎児のうちに死んでしまうことを上述しました。遺伝子操作によって、雌だけの遺伝子を発現させる、また雄だけの遺伝子だけを発現させると、個体はどのように成長するでしょうか。実はこのことを調べた研究が行われています。正常マウスの

202　第 10 章　ヒトの脳はどのように進化してきたのか？

胚と母親由来もしくは父親由来の染色体だけをもつ胚とを混合することで、母親だけもしくは父親だけの遺伝子がはたらくマウスを作成することができます。そして、これらのマウスは死なずに、成長しました。その結果、興味深いことに、父親の由来の遺伝子がはたらいたマウスは身体が大きく、摂食行動、生殖行動、攻撃行動を盛んに示しました。一方で、母親由来の遺伝子がはたらいたマウスは身体が小さく、知性や情動性、計画的な行動を示しました (Keverne, 1996)。母親由来の遺伝子がはたらいたマウスの脳は、大脳皮質、海馬、線条体の形成が優位になり、記憶や学習、情動の調節に優れていることが示唆されます。一方で、父親由来の遺伝子がはたらいたマウスでは、視床下部の形成が優位になり、たくましく生きる行動に関与していることが示唆されます。このことはヒトにもあてはまるのでしょうか。もしそうなら、他の動物と比べて、ヒトの脳のスマートさは母親ゆずりで、それほどたくましくない身体能力は父親ゆずりということになります。

> 💜 **まとめ**
>
> 　遺伝子の抑制機構であるゲノムインプリンティング機構によって、母親由来もしくは父親由来の遺伝子だけが機能している形質（特徴）があります。もし、このゲノムインプリンティング機構が破綻すると、神経系の疾患、ホルモン異常、がんを引き起こす可能性が高まります。ゲノムインプリンティングをもつ動物は、有性生殖をする哺乳類に限られています。哺乳類は、雌と雄の遺伝子とを混ぜ合わせることで、ウイルスなどに感染しても、絶滅しないように進化してきました。ヒトや動物の進化の旅は、この先も果てしなく続いていくのでしょうか。過去から未来へ目を向けると、今一瞬の生命体に"自分の心"があること、その不思議さを思わずにはいられません。

おわりに

　本書では、脳と心と行動の関係についての興味深いエビデンスを紹介し、著者なりの考えも加えて、わかりやすく解説しました。心理学や脳科学がおもしろいものであること、学びが深まることは"楽しく、役に立つ"ということを、少しでも感じていただけたのであれば、うれしく思います。

　大学院を修了してからの10年間は、脳と行動の関係を研究する仕事をしていましたが、大学で心理学を教えるようになってからは、通学課程や通信課程で多くの授業科目を担当するようになりました。解剖学や生理学の内容を含んだ科目は、心理学を学ぶ多くの学生にとって難解で興味をもつこと自体難しいようです。「難しい」「覚えられない」といった学生からの苦情や困惑？を耳にする度に、心のはたらきと脳や身体の活動の関係を解説する授業が、もっとわかりやすくならないか、学ぶことが楽しくならないかと考えるようになりました。

　このような経緯から、心理学や脳科学に興味をもたれている幅広い年代の方々に、少しでも学ぶ意欲がわくような書籍を執筆したいと思うようになりました。授業の準備、特にメディア授業の収録は、最初の頃は緊張する大変な仕事でしたが、慣れてくると、さまざまな領域の心理学を学ぶことができる有意義な時間となりました。通信課程の学生さんとはお会いする機会はほとんどありませんが、毎年授業アンケート等で貴重なフィードバックを頂いています。通学課程の学生さんとはいつも楽しい時間を過ごしています。これまで一緒に学んできた多くの学生さん、お世話いただいている大学職員の方々に感謝申し上げます。

　本書で挙げたエビデンスは、原著を優先したものもあれば、原著を紹介した総説論文や書籍を優先したものもあります。適宜、参考にしてください。著者の理解不足や説明不足があると思いますが、ご容赦・ご指摘いただければ幸いです。今回は専門の学術雑誌の論文から一般書まで幅広い書籍に目を通しました。種々の書籍を読むうちに、新しい発見や刺激を受けることができました。

引用・参考文献の著者の先生方に御礼申し上げます。

　最後になりましたが、このような趣旨の企画を実現してくださったナカニシヤ出版の方々に深く感謝申し上げます。ご担当の後藤南さん、山本あかねさんには、タイトルから内容まで懇切丁寧にご意見いただきまして、大変お世話になりました。共著者として加わって頂いた上北朋子先生にも御礼申し上げます。

　この本の執筆には、予定が入ることがない早朝の「最強の時間」を使いましたが、家族にとっては朝から騒々しい「最低の時間」となっていたことでしょう。家族のサポートによって、毎日の生活が支えられていることは言うまでもありません。いつもありがとう。

坂本敏郎

文　献

■第1章

池谷裕二 (2005). 大脳皮質にみる自発的な神経活動　実験医学, *23* (8), 1176 -1180

苧阪満里子 (2015). ワーキングメモリの中央実行系のトップダウン処理とその脳内機構——船橋論文へのコメント——　心理学評論, *58*, 72 -76.

岡田剛・高村真広・市川奈穂他 (2017). fMRI を用いたうつ病研究の現状と今後の展望　日本生物学的精神医学会誌, *28*, 181-184.

久保浩一 (2000). 半側空間無視——なぜ左を無視するのか——　失語症研究, *20*, 1-3.

國分功一郎 (2023). 目的への抵抗　新潮新書

越野英哉・苧阪満里子・苧阪直行 (2013). 脳内ネットワークの競合と協調——デフォルトモードネットワークとワーキングメモリネットワークの相互作用——　心理学評論, *56*, 376-391.

櫻井芳雄 (2023). まちがえる脳　岩波新書

芝田純也 (2022). 経頭蓋静磁場刺激による脳機能調節　*Japan. J. Rehabil. Med.*, *59*, 478-483.

下條信輔 (2008). サブリミナルインパクト　ちくま新書

大黒達也 (2023). モチベーション脳　NHK 出版新書

花川隆 (2016). 安静時機能結合 MRI　*Med. Imag. Tach.*, *34*, 13-17.

豊水太郎 (2016). 数理モデルでつなげる脳の仕組み——つながる脳科学「こころのしくみ」に迫る脳研究最前線——　講談社

吉田正俊 (2010). 見えないのにわかる——盲視の脳内メカニズム——　視覚の科学, *30*, 109-114.

Anderson, J., Lamp, I., Reichova, I. et al. (2000). Stimulus dependence of two-state fluctuations of membrane potential in cat visual cortex. *Nat. Neurosci. 3*, 617-621.

Bisiach, E., & Rusconi, M.L. (1990). Break-down of perceptual awareness in unilateral neglect. *Cortex, 26*, 643-649

Libet, B., Gleasion, C.A., Wright, E.W., et al. (1983). Time of conscious intention to act in relation to onset of cerebral activity (readiness-potential). The unconscious initiation of a freely voluntary act. *Brain. 106*, 623-642.

Mesulam, M.-M. (1981). A cortical network for directed attention and unilateral neglect. *Ann. Neurol.*, *10*, 309-325.

Nomura, M., Ohira, H. Haneda, K., et al. (2004). Functional association of the amygdala and ventral prefrontal cortex during cognitive evaluation of facial expressions primed by masked angry faces: an event-related fMRI study. *NeuroImage*, *21*, 352–363.

Stein, L., Xue, B.G., & Belluzzi, J.D. (1994). In vitro reinforcement of hippocampal bursting: a search for Skinner's atoms of behavior. *J. Exp. Anal. Behav.*, *61*, 155-168.

■第2章

荒川直哉 (2019). 脳における行動決定の機序のサーベイ　こころと科学のエピステモロジー, *1*, 65-73.

乾信之 (2023). 脳はどのように学ぶのか　京都大学学術出版

宇田川潤・日野広大 (2016). 妊娠期の母体ストレスと脳機能形成異常　日衛誌, *71*, 188–194.

大隅典子 (2017). 脳の誕生　ちくま新書

菊水建史 (2010). 生育環境と行動　近藤保彦他 (編) ホルモンの行動学　西村書店

坂井建雄・久光正 (監修) (2011). ぜんぶわかる脳の事典　成美堂出版

榊原彩子 (2004). なぜ絶対音感は幼少期にしか習得できないのか?　教育心理学研究, *52*, 485-496.

田中繁 (2000). 脳の構造と機能の出現をあざやかに描き出す　理研ニュース, *225*, 5-7.

塚原伸治 (2010). 哺乳類の性分化　近藤保彦他 (編) 脳とホルモンの行動学　西村書店

友田明美 (2017). 子ども脳を傷つける親たち　NHK 出版新書

広瀬明彦・江馬眞・鎌田栄一他 (2003). ビスフェノール A の内分泌かく乱作用のヒトへの健康影響評価　日本食品化学学会誌, *10*, 1-12.

Ainsworth, C., (2015). Sex redefined. *Nature*, *518*, 288-291.

Babenko, O., Kovalchuk, I., Metza, G.A.S., et al. (2015). Stress-induced perinatal and transgenerational epigenetic programming of brain development and mental health. *Neurosci. & Biobehav. Rev*, *48*, 70-91.

Baharloo, S., Johnston, P.A., Service, S.K., et al. (1998). Absolute pitch: An approach for identification of genetic

206　文　献

and nongenetic components. *Am. J. Hum. Genet.*, *62*, 224-231.

Blanksby, B.A, Parker, H.E., Bradley S., et al. (1995). Children's readiness for learning front crawl swimming. *Aust. J. Sci. Med. Sport.*, *27*, 34-37.

Glantz L.A., Gilmore, J.H., Hamer, R.M., et al. (2007). Synaptophysin and PSD-95 in the human prefrontal cortex from mid-gestation into early adulthood. *Neuroscience*, *149*, 582–591.

Huttenlocher, P.R. & Dabholkar, A.S. (1997). Regional differences in synaptogenesis in human cerebral cortex. *J. Comp. Neurol.*, *387*, 167–178.

Kinney, D.K., Munir, K.M., David J. et al. (2008). Prenatal stress and risk for autism. *Neurosci. Biobehav. Rev.*, *32*, 1519–1532.

Mestre-Bach, B., Granero, R., Fernandez-Aranda, F., et al. (2023). Independent component analysis for internet gaming disorder. *Dialogues Clin. Neurosci.*, *25*, 14-23.

Penzes, P., Cahill, M.E., Jones, K.A., et al, (2011). Dendritic spine pathology in neuropsychiatric disorders. *Nat. Neurosci.*, *1*, 285–293.

Weinstein, A., Livny, A & Weizman, A. (2017). New developments in brain research of internet and gaming disorder. *Neurosci. Biobehav. Rev.*, *75*, 314-330.

Welch, C. & Mulligan, K. (2022). Does bisphenol A confer risk of neurodevelopmental disorders? What we have learned from developmental neurotoxicity studies in animal models. *Int. J. Mol. Sci.*, *23*, 2894.

Yamaguchi, S., Aoki, N., Kitajima, T., et al. (2012). Thyroid hormone determines the start of the sensitive period of imprinting and primes later learning. *Nat. Communi.*, *3*, 1081.

■第3章

岡田隆・廣中直行・宮森孝史 (2015). 生理心理学 (第2版)　サイエンス社

切池信夫 (2020). やる気と行動が脳を変える　日本評論社

斎藤恵一・星裕之・川澄正史他 (2006). テレビゲームと脳活動——機能的 MRI による研究——　バイオメディカル・ファジィ・システム学会誌 , *8*, 93 – 98.

泰羅雅登 (2002). テレビゲームと脳活動　*Health Behav. Scienc.*, *1*, 55-58.

ハンセン, A. 御舩由美子 (訳) (2022).　運動脳　サンマーク出版

古屋晋一 (2012). ピアニストの脳を科学する　春秋社

Bangert, M., Peschel, T., Schlaug, G., et al. (2006). Shared networks for auditory and motor processing in professional pianists: evidence from fMRI conjunction. *Neuroimage*, *30*, 917–926.

Bauer, C.C.C., Rozenkrantz, L., Caballero, C., et al. (2020). Mindfulness training preserves sustained attention and resting state anticorrelation between default-mode network and dorsolateral prefrontal cortex: A randomized controlled trial. *Hum. Brain Mapp.*, *41*, 5356–5369.

Bengtsson, S., Nagy, Z., Skare, S. et al. (2005). Extensive piano practicing has regionally specific effects on white matter development. *Nat. Neurosci.*, *8*, 1148–1150.

Bidzan-Bluma, I., & Lipowska, M. (2018). Physical activity and cognitive functioning of children: A systematic review. *Int. J. Environ. Res. Public Health.*, *15*, 800.

Dauwan, M., Begemann, M.J.H., Slot, M.I. E., et al. (2021). Physical exercise improves quality of life, depressive symptoms, and cognition across chronic brain disorders: a transdiagnostic systematic review and meta-analysis of randomized controlled trials. *J. Neurolo.*, *268*, 1222–1246.

Draganski, B., Gaser, C., Busch, V., et al. (2004). Changes in grey matter induced by training. *Nature*, *427*, 311–312.

Fernandes, M.S., Ordônio, T.F., Santos, G.C.J., et al. (2020). Effects of physical exercise on neuroplasticity and brain function: A systematic review in human and animal studies. *Neural Plast.*, *2020*, 8856621.

Flodin, P., Jonasson, L.S., Riklund, K., et al. (2017). Does Aerobic exercise influence intrinsic brain activity?: An aerobic exercise intervention among healthy old adults. *Front. Aging Neurosci.*, *9*, 267.

Hutchinson, S., Lee, L.H., Gaab, N., et al. (2003). Cerebellar volume of musicians. *Cerebral Cortex*, *13*, 943-949.

Jäncke, L., Shah, N. J., & Peters, M. (2000). Cortical activations in primary and secondary motor areas for complex bimanual movements in professional pianists. *Cog. Brain Res.*, *10*, 177-183.

Ji, L., Zhang, H., Potter, G.G., et al. (2017). Multiple neuroimaging measures for examining exercise-induced neuroplasticity in older adults: A quasi-experimental study. *Front. Aging Neurosci.*, *9*, 102.

Jog, M.S., Kubota, Y. Connolly, C.I., et al. (1999). Building neural representations of habits, *Science*, *286*, 1745-1748.

Kovbasiuk, A., Lewandowska, P., Brzezicka, A., et al. (2022). Neuroanatomical predictors of complex skill acquisition during video game training. *Front. Neurosci.*, 834954.

Kühn, S., Gleich, T., Lorenz, R. C., et al. (2014). Playing Super Mario induces structural brain plasticity: gray matter changes resulting from training with a commercial video game. *Mol. Psychiatry*, *19*, 265-271.

Kurth, F., Luders, E., Wu, B., et al. (2014). Brain gray matter changes associated with mindfulness meditation in older adults: An exploratory pilot study using voxel-based morphometry. *Neuro*, *1*, 23-26.

Li, S., Han, Y., Wang, D., et al. (2010). Mapping surface variability of the central sulcus in musicians. *Cereb. Cortex*, *20*, 25-33.

Maguire, E.A., Gadian, D.G., Johnsrude, I.S., et al. (2000). Navigation-related structural change in the hippocampi of taxi drivers. *Proc. Natl. Acad. Sci. USA*, *97*, 4398-4403.

Maguire,E.A., Woollett, K. & Spiers, H.J. (2006). London Taxi Drivers and Bus Drivers: A Structural MRI and Neuropsychological Analysis. *Hippocampus*, *16*, 1091–1101.

Müller, P., Rehfeld, K., Schmicker, M., et al. (2017). Evolution of Neuroplasticity in Response to Physical Activity in Old Age: The Case for Dancing Front. *Aging Neurosci.*, *9*, 56.

Northey, J.M., Cherbuin, N. Pumpa, K. L., et al. (2018). Exercise interventions for cognitive function in adultsolder than 50: a systematic review with meta-analysis. *Br. J. Sports Med.*, *52*, 154-160.

Peng, L., Zeng, L., Liu, Q., et al. (2018). Functional connectivity changes in the entorhinal cortex of taxi Drivers. *Brain Behav.*, *8*, e01022.

Pi, Y., Wu, X., Wang, F. et al. (2017). Motor skill learning induces brain network plasticity: A diffusion-tensor imaging study. *Plos One*, *14*, e0210015.

Rehfeld, K., Lüder, A., Hökelmann, A. et al. (2018). Dance training is superior to repetitive physical exercise in inducing brain plasticity in the elderly. *PloS One*, *13*, e0196636.

Rogge, A., Röder, B., Zech, A. et al. (2018). Exercise-induced neuroplasticity: Balance training increases cortical thickness in visual and vestibular cortical regions. *Neuroimage*, *179*, 471–479.

Tan, X., Pi, Y., Wang, J., et al. (2017). Morphological and functional differences between athletes and novices in cortical neuronal networks. *Front Hum. Neurosci.*, *10*, 660.

Tang, Y-Y., Tang, Y., Tang, R., et al. (2017). Brief mental training recognizes large-scale brain networks. *Front. Syst. Neurosci.*, *11*, Article 6.

Tozzi, L., Carballedo, A., Lavelle,G., et al. (2016). Longitudinal functional connectivity changes correlatewith mood improvement after regular exercise in a dose-dependent fashion. *Eur. J. Neurosci.*, *43*, 1089–1096.

Wan, X., Nakatani, H., Ueno, K., et al. (2011). The neural basis of intuitive best next-move generation in board game experts. *Science*, *331*, 341-346.

Wan, X., Takano, D., Asamizuya,T., et al. (2012). Developing intuition: neural correlates of cognitive-skill learning in caudate nucleus. *J. Neurosci.*, *32*, 17492–17501.

Wan, P., Zhu, X., Qi, Z., et al. (2017). Neural basis of enhanced executive function in older video game players: An fMRI study. *Front. Aging Neurosci.*, *9*, 382.

Won, J., Callow, D.D., Pena, G.S., et al. (2022). Evidence for exercise-related plasticity in functional and structural neural network connectivity. *Neurosci. Biobehav. Rev.*, *131*, 923-940.

Yu, J., Rawtaer, I., Feng, L., et al. (2021). Mindfulness intervention for mild cognitive impairment led to attention-related improvements and neuroplastic changes: Results from a 9-month randomized control trial. *J. Psychiat. Res.*, *135*, 203–211.

Zhang, S., Zhen, K., Su, Q., et al. (2022). The effect of aerobic exercise on cognitive function in people with Alzheimer's disease: A systematic review and meta-analysis of randomized controlled trials. *J. Environ. Res. Public Health*, *19*, 15700.

■第４章

尾之上高哉・井口豊 (2020). ブロック練習と交互練習の単独効果と複合効果の比較検討　教育心理学研究，*68*, 122-133.

駒野宏人 (2019). 生きるスキルに役立つ脳科学　セルバ出版

高橋雅延 (1987). 記憶における精緻化様式の相違と精緻化対象についての検討　心理学研究，*57* (6), 357-364.

原田隆史 (2017). 一流の達成力　フォレスト出版

マクゴニガル, K. (著) 神崎朗子 (訳) (2015). スタンフォードのストレスを力に変える教科書　大和書房

208 文　献

三浦将 (2015). 自分を変える習慣力　クロスメディア・パブリッシング
八木仁平 (2020). 世界一やさしいやりたいことの見つけ方　KADOKAWA
ワインスタイン, Y., スメラック, M., , カヴィグリオリ, O. (著) 山田祐樹 (監訳) 岡崎善弘 (訳) (2022). 認知心理学者が教える最適の学習法　東京書籍
Karpicke, J.D., & Roediger III, H.L. (2008). The critical importance of retrieval for learning. *Science*, *319*, 966.
McDaniel, M.A., & Donnelly, C.M. (1995). Learning with analogy and elaborative interrogation. *J. Educati. Psychol.*, *88*, 508-519.
Rawson, K., & Kintsch, W. (2005). Rereading effects depend on time of test. *J. Educ. Psychol. Rev.*, *97*, 70-80.
Roediger III, H.L., & Karpicke, J.D. (2006). Test-enhanced learning- Taking memory tests improves long-term retention. *Associ. Psychol. Sci.*, *17*, 249-255.
Rohrer, D., & Taylor, K. (2007). The shuffling of mathematics problems improves learning. *Instr. Sci.*, *35*, 481–498.
Ziegler, E. & Stern, E. (2014). Delayed benefits of learning elementary algebraic transformations through contrasted comparisons. *Learn. Instr.*, *33*, 131-146.

■第5章
國分巧一郎 (2022). 暇と退屈の倫理学　新潮文庫
実森正子・中島定彦 (2019). 学習の心理 (第2版)　サイエンス社
橋本圭子 (2007). 運動スキル学習に関する考察——脳内経路の変化と記憶の固定をめぐって——　新潟工科大学研究紀要
ダンカート, J., & イーストウッド, J.D. (2021). 一川誠 (訳)　退屈の心理学　ニュートンプレス
大黒達也 (2023). モチベーション脳　NHK出版新書
外山美樹 (2011). 行動を継続し, 持続する力——モチベーションの心理学——　新曜社
村越真・松井孝雄 (1995). 潜在学習　認知科学, *2*, 12-23.
Deci, E.L. (1971). Effects of externally mediated rewards on intrinsic motivation. *J. Personal. Soci. Psychol.*, *18*, 105-115.
Jenkins, I.H., Brooks, D.J. Nixon, P.D., et al. (1994), Motor sequence learning: A study with positron emission tomography. *J. Neurosci.*, *14*, 3775-3790.
Kandel, E.R. (2001). The molecular biology of memory storage: A dialogue between genes and synapses. *Science*, *294*, 1030-1038.
Mueller, C.M., & Dweck, C.S. (1998). Praise for intelligence can undermine children's motivation and performance. *J. Personali. Psychol.*, *75*, 33-52.
Petersen, S.E., van Mier, H., Fiez, J.A., et al. (1998). The effects of practice on the functional anatomy of task performance. *Proc. Natl. Acad. Sci. USA*, *95*, 853–860.
Tolman, E.C. & Honzik, C.H. (1930). Introduction and removal of reward, and maze performance in rats. *Univ. Calif. Publi. Psychol.*, *4*, 257-275.
Yashima, J., Uekita, T., & Sakamoto, T. (2023). The prelimbic cortex but not the anterior cingulate cortex plays an important role in social recognition and social investigation in mice. *Plos One*, *18*, e0284666.

■第6章
荒井崇史・湯川進太郎 (2006). 言語化による怒りの制御　カウンセリング研究, *39*, 1-10.
荒川亮介・金吉晴 (2014). 震災における脳画像研究　精神保健研究, *60*, 97-100.
イーグルマン, D. (著) 梶山あゆみ (訳) (2022). 脳の地図を書き換える　早川書房
石丸径一郎・金吉晴 (2009). PTSDに対する持続エクスポージャー法　精神保健研究, *55*, 89-94.
大石高生 (2005). 脳の可塑性 (基礎の立場から) ——サルを使った大脳運動野の破壊後の回復に関する研究——　認知神経科学, *7*, 207-210.
緒方徹・住谷昌彦 (2018). 幻肢痛の機序と対応　リハビリテーション医学, *55*, 384-387.
岡本泰昌 (2005). ストレスを感じる前頭前野——ストレス適応破綻の脳内機構——　日本薬理学会誌, *126*, 194-198.
岡本泰昌・小野田慶一・三宅典恵他 (2008). ストレス適応の神経生理学的基盤　日本薬理学会誌, *131*, 5-10.
喜田聡 (2022). PTSDのトラウマ記憶を薬で消すことはできるか　林朗子・加藤忠史 (編)「こころの病」の脳科学　講談社
原行弘 (2016). 機能的電気刺激を用いた脳可塑性を生かすニューロリハビリテーション　リハビリテーション医学, *53*, 452-458.

肥後範行 (2017). 損傷後の神経可塑性－運動がもたらす効果と科学的根拠　理学療法の科学と研究, *8*, 3-7.

平野真理 (2010). レジリエンスの資質的要因・獲得的要因の分類の試み――二次元レジリエンス要因尺度（BRS）の作成―― パーソナリティ研究, *19*, 94-106.

マクゴニガル, K.（著）神崎朗子（訳）(2015). スタンフォードのストレスを力に変える教科書　大和書房

望月総・山田一夫・松井豊 (1999). PTSD 患者にみられる神経解剖学的・神経心理学的変化に関する研究の概観　筑波心理学研究, *42*, 99-108.

安田昌弘・梅森久視 (2011). 海馬の神経回路は神経活動に依存的な競合により精緻化する　新着ライフサイエンスレビュー　DOI: 10.7875/first.author.2011.122

吉田和典・明石秀美・岩壁亮子他 (2006). 学習及び記憶を支える神経基盤に関する最近の知見　人間学研究, *2006*, 75-90.

Akers, K.G., Martinez-Canabal, A., Restivo, L., et al. (2014). Hippocampal neurogenesis regulates forgetting during adulthood and infancy. *Science*, *344*, 598-602.

Allard, T., Clark, S.A., Jenkins, W.M. et al. (1999). Reorganization of somatosensory area 3b representation in adult owl monkey after digital syndactyly. *J. Neurophysiol.*, *66*, 1048-1058.

Altoman, J., & Das, G.D. Autoradiographic and histological evidence of postnatal hippocampal neurogenesis in rats. *J. Compara. Neurol.*, *124*, 319-336.

Boldrini M., Fulmore, C.A., Tartt, A.N., et al. (2018). Human hippocampal neurogenesis persists throughout aging. *Cell Stem Cell.*, *22*, 589-599.

Brodmann (1909). *Vergleichende localisationslehre der grobhirinde*. Leipzig Verlag von Jahann Ambrosius Barth.

Chollet, F., DiPiero, V.V., & Wise, R.J.S. (1991). The functional anatomy of motor recover after stroke in humans: A study with positron emission tomography. *Annal. Neurol.*, *29*, 63-71.

Eriksson, P.S., Perfilieva, E., Björk-Eriksson, T., et al. (1998). Neurogenesis in the adult human hippocampus. *Nat. med.*, *4*, 1313-1317.

Holmes, T.H., & Rahe, R.H. (1968) The social readjustment rating scale. *J Psychosom. Res.*, *11*, 213-218.

Hori, H., Itoh, M., Matsui, M., et al. (2021). The efficacy of memantine in the treatment of civilian posttraumatic stress disorder: an open-label trial. *Eur. J. Psychotraumatol.*, *12*, 1859821.

Ishikawa, R., Kim, R Namba, T., et al. (2014). Time-dependent enhancement of hippocampus-dependent memory after treatment with memantine: Implications for enhanced hippocampal adult neurogenesis. *Hippocampus*, *24*, 784-793.

Lui, S., Chen, L., Yao, L., et al. (2013). Brain structural plasticity in survivors of a major Earthquake. *J. Psychiatry Neurosci*, *38*, 381-387.

Lui, S., Huanga, X, Chena, L., et al. (2009). High-field MRI reveals an acute impact on brain function in survivors of the magnitude 8.0 earthquake in China. *Proc. Natl. Acad. Sci. USA*, *106*, 15412–15417.

Merabet, L.B., Hamilton, R., Schlaug, G. et al. (2008). Rapid and reversible recruitment of early visual cortex for touch, *Plos one*, *3*, e3048.

Merzenich, M.M., Nelson, R.J., Stryker, M.P., et al. (1984). Somatosensory cortical map changes following digit amputation in adult monkeys. *J. Comp. Neurol.*, *224*, 591-605.

Milner, B. (1965). Memory disturbances after bilateral hippocampus lesions. In P. Milner & S. Glickman (Eds.), *Cognitive processes and the brain* (pp. 104-105), Princeton, NJ: D. Van Nostrand.

Norbury, A., Seeley, S.H., Perez-Rodriguez, M.M., et al. (2023). Functional neuroimaging of resilience to trauma: convergent evidence and challenges for future research. *Psychol. Med.*, *53*, 3293-3305.

Nudo, R.J. Wise, B.M., SiFuentes, F., et al. (1996). Neural substrates for the effects of rehabilitative training on motor recovery after ischemic infarct. *Science*, *272*, 1791-1794.

Pennebaker, J.W., & Beall, S.K. (1986). Confronting a traumatic event: toward an understanding of inhibition and disease. *J. Abnorm. Psychol.*, *95*, 274-281.

Pennebaker, J.W., Hughes, C.F., O'Heeron, R.C., et al. (1987). The psychophysiology of confession: Linking inhibitory and psychosomatic processes. *J. Personal. Soci. Psychol.*, *52*, 781-793.

Pereira-Caixeta, A.R., Guarnieria, L.O., Medeiros, D.C., et al. (2018). Inhibiting constitutive neurogenesis compromises long-term social recognition memory. *Neurobiol. Learn. Mem.*, *155*, 92–103.

Plautz, E.J., Milliken, G.W., & Nudo, R.J. (2000). Effects of repetitive motor training on movement representations in adult squirrel monkeys: Role of use versus learning. *Neurobiol. Learn. Mem.*, *74*, 27–55.

Renier, L.A., Anurova, I., De Volder, A.G., et al. (2010). Preserved functional specialization for spatial processing in the middle occipital gyrus of the early blind. *Neuron*, *68*, 138–148.

210 文　献

Sahay, A., Scobie, K.N., Hill, A.S., et al. (2011). Increasing adult hippocampal neurogenesis is sufficient to improve pattern separation. *Nature*, *472*, 466-470.

Spalding, K.L., Bergmann, O., Alkass, K., et al. (2013). Dynamics of hippocampal neurogenesis in adult humans. *Cell*, *153*, 1219-1227.

Squire, L.R., & Zola-Morgan, S. (1991). The medial temporal lobe memory system source. *Science*, *253*, 1380-1386.

Voss, P., Gougouxa, F., Lassondea, M., et al. (2006). A positron emission tomography study during auditory localization by late-onset blind individuals. *Neuroreport*, *17*, 383-388.

Yoo, S. & Blackshaw, S. (2018). Regulation and function of neurogenesis in the adult mammalian hypothalamus. *Prog. Neurobiol.*, *170*, 53-66.

■第7章

伊澤俊太郎・山中章弘 (2020). レム睡眠中に活動するメラニン凝集ホルモン産生神経が海馬依存記憶の忘却を誘導する　生化学, *92*, 577-581.

石野誠也・山口健治・佐野知美他 (2013). 順序情報を表現する海馬セル・アセンブリダイナミクス　心理学評論, *56*, 320-337.

石丸径一郎・金吉晴 (2009). PTSD に対する持続エクスポージャー法　精神保健研究, *55*, 89-94.

井ノ口馨 (2015). 記憶をあやつる　角川選書

岡田瑞恵・岡田悦政 (2023). 睡眠とアルツハイマー病──アミロイドβ 蓄積の観点から──　名古屋文理大学紀要, *23*, 81-88.

櫻井武 (2017). 睡眠の科学　講談社

澤田誠 (2023). 思い出せない脳　講談社

スティックゴールド, R. (2016). 記憶・免疫・ホルモンを活性化──睡眠パワーにせまる──　日経サイエンス 1 月号

玉置應子 (2021). 視覚学習におけるノンレム睡眠とレム睡眠の役割　生理心理学と精神生理学, *39*, 36-51.

田村了以 (2013). 睡眠と記憶固定──海馬と皮質のダイアログ──　心理学評論, *56*, 216-236.

西多昌規 (2024). 眠っている間に身体のナックで何が起こっているのか　草思社

本多和樹 (2007). 睡眠研究と動物モデル　日本薬理学会誌, *129*, 413-417.

松田英子 (2023). いますぐ眠りたくなる夢の話　ワニブックス PLUS 新書

松田英子 (2021). 夢を読み解く心理学　ディスカヴァー携書

毛内拡 (2020). 脳を司る脳　講談社

茂手木明美・大山建司 (2005). 幼児期の午睡が夜間睡眠パターンと尿中成長ホルモン排泄に及ぼす影響　小児保健研究, *64*, 779-784.

Andrade, K.C., Spoormaker, V.I., Dresler, M., et al. (2011). Renate wehrle sleep spindles and hippocampal functional connectivity in human NREM sleep. *J. Neurosci.*, *31*, 10331–10339.

Benveniste, H., , Liu, X., , Koundal, S., et al. (2019). The glymphatic system and waste clearance with brain aging. *Gerontology*, *65*, 106-119.

Chong, P.L.H., Garic, D., Shen, M.D., et al. (2022). Sleep, Cerebrospinal Fluid, and the Glymphatic System: A Systematic Review. *Sleep Med. Rev.*, *61*, 101572.

Eichenbaum (2013). Momory on time. *Trends Cogn. Sci.*, *17*, 81–88.

Gais, S., Plihal, W., Wagner, U., et al. (2000). Early sleep triggers memory for early visual discrimination skills. *Nat. Neurosci.*, *3*, 1335-1339.

Horne, J. (1988). *Why we sleep: The functions of sleep in humans and other mammals.* New York: Oxford University Press.

Kim, J., Gulati, T., & Ganguly, K. (2019). Competing roles of slow oscillations and delta waves in memory consolidation versus forgetting. *Cell*, *179*, 514–526.

Li, W., Ma, L., Yang, G., et al. (2017). REM sleep selectively prunes and maintains new synapses in development and learning. *Nat. Neurosci.*, *20*, 427-437.

Maquet, P. (2001). The role of sleep in learning and memory. *Science*, *294*, 1048-1052.

Mukhametov, L.M., Supin, A.Y., & Polyakova, I.G. (1977). Interhemispheric asymmetry of the electroencephalographic sleep patterns in dolphins. *Brain Res.*, *134*, 581-584.

O'Keefe, J., & Dostrovsky, J. (1971). The hippocampus as a spatial map. Preliminary evidence from unit activity in the freely-moving rat. *Brain Res.*, *34*, 171-175.

Rasch, B., Büchel, C., Gais, S., et al. (2007). Odor cues during slow-wave sleep prompt declarative memory consolidation. *Science, 315*, 1426.

Si, X., Guo, T., Wang, Z., et al. (2022). Neuroimaging evidence of glymphatic system dysfunction in possible REM sleep behavior disorder and Parkinson's disease. *NPJ Parkinson's Dis., 8*, 54.

Tsai, C., Nagata, T., Liu, C., et al. (2021). Cerebral capillary blood flow upsurge during REM sleep is mediated by A2a receptors. *Cell Rep., 36*, 109558.

Yoshida, K. & Toyoizumi, T. (2022). Information maximization explains state-dependent synaptic plasticity and memory reorganization during non-rapid eye movement sleep. *PNAS Nexus, 2*, 1–13.

Zhou, Y., Lai, C.S.W., Bai, Y., et al. (2020). REM sleep promotes experience-dependent dendritic spine elimination in the mouse cortex. *Nat. Commu., 11*, 4819.

■第 8 章

キンズレー , C. H., & ランバート、K. G. (2011). 子育てで賢くなる母の脳　こころと脳のサイエンス 04（別冊日経サイエンス）, 23-31.

古田都 (2010). 子育て行動　近藤保彦他（編）脳とホルモンの行動学　西村書店

松下博昭・西木禎一・大西一成 (2024). 社会行動におけるオキシトシンの役割　DOHaD 研究 , *12*, 18-24.

山末英典 (2022). オキシトシンによる自閉スペクトラム症中核症状への治療薬開発——投与効果の経時変化のメカニズム解明へ——　日本生物学的精神医学会誌 , *33*, 63-66.

Baumgartner, T., Heinrichs, M., Vonlanthen, A., et al. (2008). Oxytocin shapes the neural circuitry of trust and trust adaptation in humans neuron. *Nuron, 58*, 639–650.

Chapman, E., Baron-Cohen, E., & Auyeung, B. (2006). Fetal testosterone and empathy: Evidence from the empathy quotient (EQ) and the "Reading the Mind in the Eyes" Test. *Soci. Neurosci., 1*, 135-148.

Domes, G., Heinrichs, M., Michel, A., et al. (2007). Oxytocin improves "Mind-Reading" in humans. *Biol. Psychiatry, 61*, 731–733.

Dufford, A.J., Erhart, A., & Kim, P. (2019). Maternal brain resting-state connectivity in the postpartum period. *Neuroendocrinol., 31*, e12737.

Grumi, S., Saracino, A., Volling, B.L., et al. (2021). A systematic review of human paternal oxytocin: Insights into the methodology and what we know so far. *Dev. Psychobiol., 63*, 1330-1344.

Keyser-Marcus, L., Stafisso-Sandoz, G., Gerecke, K., et al. (2001). Alterations of medial preoptic area neurons following pregnancy and pregnancy-like steroidal treatment in the rat. *Brain Res. Bull., 55*, 737–745.

Kim, P., Dufford, A.J. & Tribble, R.C. (2018). Cortical thickness variation of the maternal brain in the first six months postpartum: Associations with parental self-efficacy. *Brain Struct. Funct., 223*, 3267-3277.

Kim, P., Leckman, J.F., Linda C., et al. (2010). The plasticity of human maternal brain: longitudinal changes in brain anatomy during the early postpartum period. *Behav. Neurosc., 124*, 695-700.

Kim, P., Rigo, P. Mayes, L.C., et al. (2014). Neural plasticity in fathers of human infants. *Soc. Neurosci., 9*, 522–535.

Kitano,K., Yamagishi, A., Horie, K., et al. (2022). Helping behavior in prairie voles: A model of empathy and the importance of oxytocin. *iScience, 25*, 103991.

Kozorovitskiy, Y., Hughes, M., Lee, K., et al. (2006). Fatherhood affects dendritic spines and vasopressin V1a receptors in the primate prefrontal cortex. *Nat. Neurosci., 9*, 1094-1095.

Kuo, P.X., Carp, J., Light, K.C., et al. (2012). Neural responses to infants linked with behavioral interactions and testosterone in fathers. *Biol Psychol., 91*, 302–306.

Kuo, P.X., Braungart-Riekerb, J.M., Lefeverb, J.E.B., et al. (2018). Fathers'cortisol and testosterone in the days around infants'births predict later paternal involvement. *Horm. Behav., 106*, 28–34.

Mak, G.K., & Weiss, S. (2010). Paternal recognition of adult offspring mediated by newly generated CNS neurons. *Nat. Neurosci., 13*, 753-760.

Ortigue, S., Bianchi-Demicheli, F.B., Patel, N., et al. (2010). Neuroimaging of love: fMRI meta-analysis evidence toward new perspectives in Sexual Medicine. *J. Sex. Med., 7*, 3541–3552.

Pizzuto, T., & Getz b, L. L. (1998). Female prairie voles (Microtus ochrogaster) fail to form a new pair after loss of mate. *Behav. Proce., 43*, 79–86.

Provenzi, L., Lindstedt, J., De Coen, K., et al. (2021). The paternal brain in action: A review of human fathers'fMRI brain responses to child-related stimuli. *Brain Sci., 11*, 816.

Saito, A, & Nakamura, K. (2011). Oxytocin changes primate paternal tolerance to offspring in food transfer. *J.*

Compara. Physiol., *197*, 329-337.

Sakamoto, T., Sugimoto, S., & Uekita, T. (2019). Effects of intraperitoneal and intracerebroventricular injections of oxytocin on social and emotional behaviors in pubertal male mice. *Physiol. Behav.*, *212*, 112701.

Scheele,D., Wille, A., Kendrickc, K.M., et al. (2013). Oxytocin enhances brain reward system responses in men viewing the face of their female partner. *Proc. Natl. Acad. USA*, *110*, 20308-20313.

Scheele, D., Plota, J., Stoffel-Wagner, B., et al. (2016). Hormonal contraceptives suppress oxytocin-induced brain reward responses to the partner's face. *Soc. Cogn. Affect. Neurosci.*, *11*, 767–774.

Schultz, T., Bock, J., & Braun, K. (2020). Paternal deprivation and female biparental family rearing induce dendritic and synaptic changes in Octodon degus: I. Medial prefrontal cortex. *Front. Synaptic. Neurosci.*, *12*, 38.

Schultz, T., Braun, K., & Bock, J. (2023). Paternal deprivation and female biparental family rearing induce dendritic and synaptic changes in Octodon degus: II. *Nucleus cccumbens. Dev. Neurosci.*, *45*, 147–160.

Strathearn, L., Li, J., Fonagy, P., et al. (2008). What's in a smile? Maternal brain responses to infant facial cues. *Pediatrics*, *122*, 40–51.

Tomizawa, K., Iga, N., Lu, Y. (2003). Oxytocin improves long-lasting spatial memory during motherhood through MAP kinase cascade. *Nat. Neurosci.*, *6*, 384-390.

Wynne-Edwards, K.E., & Timonin, M. E. (2007). Paternal care in rodents: Weakening support for hormonal regulation of the transition to behavioral fatherhood in rodent animal models of biparental care. *Horm. Behav.*, *52*, 114–121.

Yamagishi, A., Lee,J., & Sato, N. (2020). Oxytocin in the anterior cingulate cortex is involved in helping behaviour. *Behav. Brain Res.*, *393*, 112790.

Yamagishi, A., Okada, M., Masuda, M., et al. (2020). Oxytocin administration modulates rats'helping behavior dependingon social context. *Neurosci. Res.*, *153*, 56-61.

Young, L.J., & Wang, Z. (2004). Oxytocin administration modulates rats'helping behavior depending on social context. *Nat. Neurosci.*, *10*, 1048-1054.

Zak, P.J., Kurzban R.., & Matzner, W.T. (2004). Neurobiology of Trust. *Ann. N.Y. Acad. Sci.*, *1032*, 224–227.

■第9章

尾島司郎・宮川繁・岡ノ谷一夫他 (2014). 人間以外の動物に「文法」は使えるのか？　BRAIN and NERVE, *66*, 273-281.

岡ノ谷一夫 (2010a). 言葉はなぜ生まれたのか　文藝春秋

岡ノ谷一夫 (2010b). さえずり言語起源論　岩波科学ライブラリー SCIENCE176

小野浩一 (2016). 行動の基礎 改訂版　培風館

永江誠司 (2006). 子どもの思考と言語システムの発達と脳——神経発達心理学序論（Ⅵ）——　福岡教育大学紀要, *55*, 177-193.

中島定彦 (2020). 学習と言語の心理学　昭和堂

馬塚れい子 (2008). 言語獲得における年齢効果は臨界期か　甘利俊一（監修）入來篤史（編）言語と思考を生む脳　東京大学出版会

山本香弥子・酒井邦嘉 (2016). 前頭連合野の言語機能 言語を生み出す脳メカニズム　BRAIN and NERVE, *68*, 1283-1290.

Birdsong, D., & Molis, M. (2001). On the evidence for maturational effects in second language acquisition. *Journal of Memory and Language*, *44*, 235-249.

Crinion, J., Turner, R., Grogan, A., et al. (2006). Language control in the bilingual brain. *Science, 312*, 1537-1540.

Curtiss, S. (1977). *Genie: A Psycholinguistic study of a modern-day wild child*. New York: Academic Press.（久保田競他訳（1992). ことばを知らなかった少女ジーニー　築地書館）

Dronkers, N.F. (1996). A new brain region for coordinating speech articulation. *Nature, 384*, 159–161.

Esposito, A., Demeurisse, G., Alberti B., et al. (1999). Complete mutism after midbrain periaqueductal gray lesion. *Neuroreport, 10*, 681–685.

Flege, J. E., Yeni-Komshian, G. H., & Liu, S. (1999). Age Constraints on Second-Language Acquisition. *Journal of Memory and Language, 41*, 78–104.

Grimshaw, G. M., Adelstein, A., Bryden, M. P. et al. (1998). First-language acquisition in adolescence: evidence for a critical period for verbal language development. *Brain and Language*, *63*, 237–255.

Johnson, J. S., & Newport, E. L. (1989). Critical period effects in second language learning: the influence of maturational state on the acquisition of English as a second language. *Cognitive psychology*, *21* (1), 60–99.

Lenneberg, E. (1967). *Biological foundations of language*. Wiley, New York

Peña, M., Maki, A., Kovačić, D., et al. (2003). *Sounds and silence: an optical topography study of language recognition at birth*. Proceedings of the National Academy of Sciences, USA.

Schwartz, M. F., Saffran, E. M., Marin, O. S. M. (1980). The word order problem in agrammatism: I. Comprehension. *Brain and Language*, *10* (2), 249-262.

Shultz, S., Vouloumanos, A., Bennett, R. H., et al. (2014). Neural specialization for speech in the first months of life. *Developmental science*, *17*, 766–774.

Skinner, B. F. (1957). *Verbal behavior*. New York: Appleton-Century-Crofts.

■第 10 章

安藤寿康 (2023a). 教育は遺伝に勝てるか？　朝日新書

安藤寿康 (2023b). 能力はどのように遺伝するのか　講談社

石川幹人 (2023). 進歩した文明と進化しない心　カンゼン

ウエンナー，M. (2010). 子どものこころは両親のパッチワーク　こころと脳のサイエンス 01　日経サイエンス

岡市廣成・鈴木直人（監修）(2014). 心理学概論　ナカニシヤ出版

岡田守彦 (2014). サルからヒトへの進化——二足歩行の前段階——　*Anthropol. Sci.*, *122*, 98-101.

岡ノ谷一夫 (2013). つながりの進化生物学．朝日出版社

岡ノ谷一夫 (2018). 音声と表情が伝えるもの——コミュニケーション信号の進化——　高次脳機能研究, *38*, 1-7.

カートライト，J. H.（著）鈴木光太郎・河野和明 (訳) (2005). 進化心理学入門　新曜社

更科功 (2018). 絶滅の人類史　NHK 出版新書

鈴木俊介 (2013). 哺乳類におけるゲノムインプリンティングの起源と進化　信州大学農学部紀要, *49*, 11-18.

田中貴雄・大口悦宏・俊成由紀・金智蓮・中井綾 (2015). ゲノム編集技術を用いた遺伝子改変動物作製　日本血栓止血学会誌, *26*, 626-632.

永田和代・小川園子 (2013). 母親攻撃行動の神経内分泌基盤に関する研究の動向　筑波大学心理学研究, *45*, 11-19.

樋浦仁 (2009). 卵子形成過程におけるゲノムインプリンティング　*J. Mamm. Ova Res.*, *26*, 83-188.

藤田統・加藤宏 (1983). 行動研究における遺伝の意味について——行動遺伝学の歴史と展望——　動物心理学研究, *33*, 49-65.

渡辺茂・小嶋祥三 (2007). 脳科学と心の進化　岩波書店

渡邊正孝 (2016). 前頭連合野のしくみとはたらき　高次脳機能研究, *36*, 1-8.

山本真也 (2011). チンパンジーとヒトの共通点・相違点——社会的知性を中心に——　京都大学人文學報, *100*, 145-160.

吉川和明 (2009). インプリント遺伝子 *Necdin* によるニューロン発達の制御　脳と発達, *41*, 214-218.

Benjamin, J., Li, L., Patterson, C., et al. (1997). Population and familial association between the D4 dopamine receptor gene and measures of Novelty Seeking. *Nat. Gnet.*, *12*, 81-84.

Boaz, N.T., & Almquist, J. (1997). *Biological Anthropology*. Englewood Cliffs, NJ, Prentice-Hall.

Eyler, L.T., Prom-Wormley, E., Panizzon, M.S., et al. (2011). Genetic and environmental contributions to regional cortical surface area in humans: A magnetic resonance imaging twin study. *Cereb. Cortex*, *21*, 2313—2321.

Fukuda, H., Ma, N., Suzuki, S., et al. (2019). Computing social value conversion in the human brain. *J. Neurosc.*, *39*, 5153–5172.

Girard-Buttoz, C., Zaccarella, E., Bortolato, T., et al. (2022). Chimpanzees produce diverse vocal sequences with ordered and recombinatorial properties. *Commun. Biol.*, *4*, 410.

González-Forero, M., & Gardner, A. (2018). Inference of ecological and social drivers of human brain-size evolution, *Nature*, *7706*, 554-557.

Heinz, A., Braus, D.F., Smolka, M.N., et al. (2005). Amygdala-prefrontal coupling depends on a genetic variation of the serotonin transporter. *Nat. Neurosci.*, *8*, 20-21.

Inoue, S., & Matsuzawa, T. (2007). Working memory of numerals in chimpanzees. *Cur. Biol.*, *17*, R1004-1005.

Itoh, K., Konoike, N., Nejime, M., et al. (2022). Cerebral cortical processing time is elongated in human brain evolution. *Scienti. Rep.*, *12*, 1103.

Keverne, E. B., Fundele, R., Narasimha, M., et al. (1996). Genomic imprinting and the differential roles of parental genomes in brain development. *Dev. Brain Res.*, *92*, 91-100.

Miyamoto, K., Setsuie, R., Osada, T. (2018). Reversible silencing of the frontopolar cortex selectively impairs metacognitive judgment on nonexperience in primates. *Neuron, 97*, 980–989.

Semendeferi, K., Damasio, H., & Frank, R. (1997). The evolution of the frontal lobes: a volumetric analysis based on three-dimensional reconstructions of magnetic resonance scans of human and ape brains. *J. Hum., Evol., 32*, 375-388.

Teeuw, J., Brouwer, R.M., Guimarāes, J.P.O.F.T. et al. (2019). Genetic and environmental influences on functional connectivity within and between canonical cortical resting-state networks throughout adolescent development in boys and girls. *Nuroimage, 202*, 116073.

Warrier, V., Stauffer, E., Huang, Q.Q., et al. (2023). Genetic insights into human cortical organization and development through genome-wide analyses of 2,347 neuroimaging phenotypes. *Nat. Genet., 55*, 1483-1493.

Xu, C., Li, Q., Efimova, O., et al. (2018). Human-specific features of spatial gene expression and regulation in eight brain regions. *Genome Res., 28*, 1097-1110.

■参考図書

イーグルマン, D.（著）梶山あゆみ（訳）(2022). 脳の地図を書き換える神経科学の冒険　早川書房

井出正憲 (2002). 分子生物学実況中継　羊土社

乾信之 (2023). 脳はどのように学ぶのか　京都大学学術出版

大隅典子 (2023). 小説みたいに楽しく読める脳科学講義　羊土社

大谷彰 (2014). マインドフルネス入門講義　金剛出版

坂本敏郎・上北朋子・田中芳幸 (2020). 神経・生理心理学　ナカニシヤ出版

下條信輔 (1999). 意識とは何だろうか　講談社現代新書

ダックワース , A.（著）神崎朗子（訳）(2016). やり抜く力 GRIT(グリット)──人生のあらゆる成功を決める「究極の能力」を身につける──　ダイヤモンド社

ダマシオ, A.（著）田中三彦（訳）(2018). 意識と自己　講談社学術文庫

ドゥエック, K.（著）今西康子（訳）(2016). マインドセット「やればできる！」の研究　草思社

トマセロ, M. (2013). 橋彌和秀（訳）ヒトはなぜ協力するのか　勁草書房

中室牧子 (2015). 学力の経済学　ディスカバー・トゥエンティワン

ピネル , J.（著）佐藤敬他（訳）(2005). バイオサイコロジー　西村書店

モソップ, B. (2011). どんなふうに父親になっていくのか　こころと脳のサイエンス 04（別冊日経サイエンス）, 12-21.

索　引

欧　文

ADHD　*25*
BPA　*27*
DDT　*28*
DES　*27*
DNA　*190, 198*
EEG　*9*
fMRI　*9*
MRI　*37*
NIRS　*9*
PCB　*28*
SRY　*28*
VBM　*37*

あ　行

悪夢　*137*
アストロサイト　*128*
アセチルコリン　*8*
アミロイドβ　*128*
アルツハイマー型認知症　*32, 128*
安静時ネットワーク　*17, 40, 47, 55, 99, 196*
安全の欲求　*84*
アンダーマイニング効果　*69, 87*
イオン　*7*
イオンチャネル　*7*
意思決定　*15*
移住者　*170*
一次強化子　*162*
一次視覚野　*10, 31, 104*
一次体性感覚野　*104*
一次聴覚野　*31, 104*
一夫一婦制　*153*
遺伝子　*184, 190*
　——ターゲティング法　*193*
　——多型　*191*
　——の影響　*26*
　——の要因　*184*
　——発現　*192*

　——変異　*201*
意味記憶　*116, 130*
インターネットゲーム障害　*39*
イントラバーバル　*163*
インプリンティング　*199*
ウェルニケ野　*166*
運動学習　*95*
　——期　*177*
運動機能　*9, 12*
運動出力　*143*
運動性言語野　*166*
運動野　*6, 9, 14, 50, 52*
エクスポージャー法　*138*
エコーイック　*162*
エストロゲン　*145*
エピソード記憶　*116, 130*
塩基　*191*
　——配列　*190, 191*
縁上回　*167*
援助行動　*157*
猿人　*185*
延髄　*22*
エンドロフィン　*145*
エンハンシング効果　*89*
オキシトシン　*145, 150, 152*
オペラント行動　*160*
音声言語　*161*

か　行

外国語の習得　*169, 170*
海馬　*6, 14, 37, 44, 98, 116*
灰白質　*38, 45, 54, 143*
外発的動機づけ　*87*
顔の認知　*144*
鏡療法　*106*
書き言葉　*161*
角回　*167*
核磁気共鳴画像法　*37*
学習の精緻化　*81*
獲得性　*112*

可塑性　*56*
可塑的　*4*
カタルシス効果　*115*
価値観　*66*
活性作用　*28*
感覚学習　*176*
感覚器官　*3*
感覚機能　*9, 12*
感覚刺激　*103*
感覚遮断　*105*
感覚性言語野　*167*
環境の影響　*26*
環境要因　*184, 193*
感情の処理　*143*
感情の調節　*112, 113*
間脳　*12, 14, 16, 22*
記憶のクリアランス　*118, 119*
記憶の精緻化　*81*
聞き手　*160*
偽傷行動　*188*
絆ホルモン　*152*
基礎思考　*64*
記銘　*75*
虐待　*36, 110*
求愛の歌　*186*
嗅覚野　*14*
弓状束　*167*
橋　*22, 125*
教育　*187*
鏡映描写課題　*95*
強化子　*162*
競争要因　*184*
恐怖の消去　*112*
共有環境　*193*
協力　*186*
　——要因　*184*
去勢　*151*
近交系交配　*193*
近赤外線分光法　*9*
筋力トレーニング　*54*

216 索 引

クーイング 164
グリア細胞 7, 128
グリンパティックシステム 128
形成作用 28
系列位置効果 79
ゲーム依存 39
ゲシュヴィンド野 167
血液脳関門 8
ゲノム 190, 191
──インプリンティング 199
言語 160, 185
──共同体 160
──行動 160
──野 165
顕在化 94
顕在学習 95
検索学習 75
幻肢 105
原始睡眠 127
減数分裂 198
顕著性ネットワーク 40
語彙爆発 165
後期バイリンガル 172
交互練習法 78
高次運動野 51
向社会的行動 157
甲状腺ホルモン T3 34
行動 160
──遺伝学 193
──的な対処 112
──力 112, 114
後頭葉 12
後脳 22
後部海馬 44
呼吸の制御 176
互恵的 187
子育て行動 142
古典的条件づけ 81, 93
小鳥のさえずり 175
コルチゾール 149
コンフォートゾーン 68

さ 行

細胞 190
作動記憶 15

ジエチルスチルベストロール 27
視覚系ネットワーク 46
視覚刺激 103, 105
視覚野 14, 37
磁気共鳴機能画像法 9
軸索 24, 51
──末端 8, 24
──末端の枝分かれ 30
思考のツール 187
自己効力感 144
自己実現の欲求 84
自己理解 112, 114
視索前野 124, 125
自殺企図 137
資質性 112
歯状回 118
視床下部 14, 16, 98
次世代影響 28
自尊心の欲求 84
実行機能 15, 143
実行系ネットワーク 17, 40
実践思考 64
シナプス 8, 23, 165
──の刈り込み 24, 30
自閉症 25
自閉症児 32
社会性 15, 186
社会的支援と認知 112
社交性 112
集中学習 73
終脳 22
樹状突起 24
──の枝分かれ 30
受精卵 198
馴化 92
消去 119
──学習 120
小脳 12, 14, 22, 98
──内ネットワーク 55
将来の予測 188
初語 164
女性ホルモン 145, 149
所属や愛情の欲求 84
触覚刺激 104, 105

徐波振動 133
徐波睡眠 125
自律神経系 16
神経核 177
神経管 22
神経幹細胞 23
神経系 3
神経膠細胞 7
神経細胞 6, 7, 23, 165, 183
神経新生 116
神経前駆細胞 26
神経伝達物質 8
神経発達症 25
真睡眠 126
心的飽和 92
信頼 155, 186
──ゲーム 155
──行動 156
──シグナル 155
遂行機能 15
髄鞘 24, 51, 165
──化 24, 30, 32, 166
髄脳 22
睡眠 75, 124
──中枢 124
ストレス 25, 109, 137
──刺激 109
──反応 109
──ホルモン 25
ストレッサー 109
刷り込み 34
生殖細胞 198
生殖にかかるコスト 200
性分化 28
性ホルモン 28
生理的欲求 84
石器 185
宣言記憶 53, 75, 116, 130
先行条件 162
潜在意識 10
潜在学習 92
線条体 14, 98
染色体 190, 198
前頭前野 14, 37, 59, 98, 137
前頭葉 12

索　引　217

前頭葉−頭頂葉領域　59
前脳　22
前部海馬　44
想起　75
早期バイリンガル　172
双生児　193
側坐核　14, 98
側頭葉　12

た　行

第 3 世代の認知行動療法　56
ダイオキシン　27
退屈　85
体性感覚野　6, 14
体性神経系　16
大脳　12, 184
　　──基底核　14, 98
　　──皮質　12, 45, 57, 98
　　──辺縁系　14, 98
胎盤　26
体部位局在　50
対立遺伝子　199
タクト　162
他者理解　112
脱馴化　92
単為生殖　200
単純接触効果　69
男性ホルモン　149
タンパク質　184
遅延価値割引　62
チャレンジゾーン　68
注意系ネットワーク　47
注意欠陥多動性障害　25
中枢神経系　28
中脳　22, 167
聴覚刺激　103
聴覚野　14, 38, 52
長期記憶　117, 130
　　──化　118
低濃度作用　28
テクスチュアル　163
テスト学習法　75
テストステロン　28, 149
手続き記憶　53, 75, 116, 130
電気信号　6

動機づけ　84
統御力　112
道具　185
統合失調症　25, 32
統語能力　170
島皮質　167
頭頂葉　12
ドーパミン　8, 143, 152, 154
トップダウン処理　15

な　行

内発的動機づけ　87
内分泌攪乱物質　27
内分泌系　3, 16, 145
喃語　164
乳児期　164
ニューロン　6, 7 ,23
妊娠初期　25
妊娠中期　25
妊娠末期　25
認知機能　14
認知的再構成　114
認知的柔軟性　113
認知的制御と柔軟性　112
認知の処理　143
認知バイアス　94
ネアンデルタール人　182
ネットワーク　6, 17
　　──の結合　46
脳化係数　182
脳化指数　12, 182
脳幹　12, 98
脳室層　23
脳地図　102, 166
脳の機能代償　107
脳の発生　22
脳の発達　22
脳波　9, 125
脳梁　37
ノルアドレナリン　128
ノンレム睡眠　125

は　行

パートナー　153
　　──との愛情　152

背側線条体　49
白質　54
場所細胞　131
バソプレッシン　154
パターン分離　118
発散効果　115
発声学習　176
発話　162, 167
話し言葉　161
般化　95
半球睡眠　127
般性強化子　162
非共有環境　194
菱脳　22
尾状核　48, 57, 173
ビスフェノールA　27
非宣言記憶　116, 130
表現型　192
複合効果　80
腹側被蓋野　98
符号化　75
ブラインドサイト　10
プレテスト効果　75, 77
ブローカ野　166
ブロードマン　102
　　──の脳地図　102, 166
プロゲステロン　145
ブロック練習法　78
プロラクチン　145
分散学習　73
文法処理　167
扁桃体　14, 98, 137, 144
ペンフィールド　6, 102
忘却　119
放射状グリア　23
報酬　87
　　──系　143, 152
　　──の予測　15
　　──への反応性　112
紡錘波　133
ボクセル単位法　37
母語　169
母性攻撃行動　189
補足運動野　9
ボトムアップ処理　15

ほめ言葉　89
ホモ・サピエンス　182
ポリクロロビフェニル　27

ま 行
マインドフルネス瞑想法　56
前頭－頭頂ネットワーク　17
前頭極　188
マズローの欲求階層説　84
マルトリートメント　36
マンド　162
味覚野　14
無意識　10
無酸素運動　54
明晰夢　137
瞑想　56

目から心を読むテスト　156
メタ認知　70, 114
メラニン凝集ホルモン　135
盲視　10
文字言語　161
モチベーション　84
問題解決志向　112, 114

や 行
有酸素運動　54
有性生殖　200
　　──による赤の女王説　201
夢　124
予測機能　15

ら 行
楽観性　112, 114
利他行動　65, 187
リップル波　133
リハビリテーション　106
リプレイ現象　131
リフレーミング　114
臨界期　34, 169
ルーティン　99
レジリエンス　112
レム睡眠　125
連合野　14
老廃物の除去　127

わ 行
ワーキングメモリ　15

■ 著 者

坂本 敏郎（さかもと としろう）　　　　　　1～8章、10章
京都橘大学総合心理学部 教授　博士（心理学）
専門は、実験心理学、行動神経科学
著書に、『臨床心理学と心理的支援を基本から学ぶ』（北大路書房、分担
執筆）、『神経・生理心理学――基礎と臨床、わたしとあなたをつなぐ心の
脳科学』（ナカニシヤ出版、共編著）、『心理学概論――こころの理解を社
会へつなげる』（ナカニシヤ出版、共編著）など

上北 朋子（うえきた ともこ）　　　　　　3章、9章
京都橘大学総合心理学部 教授　博士（心理学）
専門は、実験心理学、行動神経科学
著書に、『動物心理学入門――動物行動研究から探るヒトのこころの世界』
（有斐閣、分担執筆）、『神経・生理心理学――基礎と臨床、わたしとあ
なたをつなぐ心の脳科学』（ナカニシヤ出版、共編著）、『心理学概論――
こころの理解を社会へつなげる』（ナカニシヤ出版、共編著）など

みんなが知りたい 脳と心のつながり
よりよい人生にするための行動科学入門

2025 年 3 月 20 日　初版第 1 刷発行　　　　（定価はカヴァーに表示してあります）

　　　　　著　者　　坂本敏郎・上北朋子
　　　　　発行者　　中西　良
　　　　　発行所　　株式会社ナカニシヤ出版
　　　　　〒606-8161　京都市左京区一乗寺木ノ本町 15 番地
　　　　　　　　　　　　Telephone 075-723-0111
　　　　　　　　　　　　Facsimile 075-723-0095
　　　　　　　　　　Website https://www.nakanishiya.co.jp/
　　　　　　　　　　Email iihon-ippai@nakanishiya.co.jp
　　　　　　　　　　郵便振替　01030-0-13128

装幀・章扉イラスト＝鈴木素美／印刷・製本＝モリモト印刷(株)
Printed in Japan.
Copyright © 2025 by T. Sakamoto & T. Uekita.
ISBN978-4-7795-1837-9

本書のコピー，スキャン，デジタル化等の無断複製は著作権法上での例外を除き禁
じられています。本書を代行業者等の第三者に依頼してスキャンやデジタル化する
ことはたとえ個人や家庭内の利用であっても著作権法上認められておりません。